NAUÐSYNLE[illegible] MIÐJARÐAR[illegible]SMATREIÐ SLUBÓK

100 MJÖG LÁGKOLVETNAUPPSKRIFTIR FYRIR HJARTAHEILSU, ÞYNGDARTAP OG HÁMARKS LANGLÍFI

Dagny Waage

Fyrirvari

Upplýsingunum sem er að finna í þessari rafbók er ætlað að þjóna sem alhliða safn aðferða sem höfundur þessarar rafbókar hefur rannsakað. Samantektir, aðferðir, ábendingar og brellur eru aðeins meðmæli frá höfundi og lestur þessarar rafbókar mun ekki tryggja að niðurstöður manns muni nákvæmlega endurspegla niðurstöður höfundar. Höfundur rafbókarinnar hefur lagt allt kapp á að veita lesendum rafbókarinnar núverandi og nákvæmar upplýsingar. Höfundur og félagar hans munu ekki bera ábyrgð á óviljandi villu eða vanrækslu sem kunna að finnast. Efnið í rafbókinni getur innihaldið upplýsingar frá þriðja aðila. Efni frá þriðja aðila samanstanda af skoðunum frá eigendum þeirra. Sem slíkur tekur höfundur rafbókarinnar ekki ábyrgð eða ábyrgð á efni eða skoðunum þriðja aðila. Hvort sem það er vegna framfara internetsins, eða ófyrirséðra breytinga á stefnu fyrirtækisins og leiðbeiningum um ritstjórn, getur það sem fram kemur sem staðreynd þegar þetta er skrifað orðið úrelt eða óviðeigandi síðar.

EFNISYFIRLIT

EFNISYFIRLIT 3

INNGANGUR 7

MORGUNMATUR 8

1. Basil og spínat hrært 9
2. Sardínur á ristuðu brauði 11
3. Grískt salat eggjakaka 13
4. Berjasmoothie 15
5. Krydduð tómatbökuð egg 17
6. Tómatar og feta eggjakaka 20
7. Hindberjagrillaðar vöfflur 22
8. Keto hör tortillur 25
9. Sojapylsubrauð 27
10. Vegan Keto haframjöl 29
11. Skotheld kaffi 31
12. Hnetusmjörspönnukökur 33
13. Stökkt Tofu og Bok Choy salat 36
14. Grillað ostasamloka 39
15. Sólþurrkaðir tómatar pestó terta 42
16. Ostandi timjanvöfflur 44
17. Vegan Keto grautur 47
18. Keto Cashew Jógúrt Sundae 49
19. Keto korn 51
20. Keto Bagel 53
21. Egg og grænmeti 56

FORRÉTTUR OG SNARL 58

22. Blackberry chipotle kjúklingavængir 59
23. Hnetusmjörsfitusprengjur 61
24. Hlynur pecan fitusprengjustangir 63
25. Keto blómkálsforréttir 65
26. Seitan pizzabollar 68

27. Jalapeño Poppers 71
28. Epli kanilstangir 73
29. Linzer smákökur 75
30. Súkkulaðipróteinkúlur 78
31. Heirloom tómatterta 80
32. Grænbauna franskar 82
33. Saltað möndlu- og kókosbörkur 84
34. Gúrkubátar 87
35. Kókos kjúklingafingrar 90

AÐALNÁTTUR 92

36. Rjómalöguð Toskana hvítlauks kjúklingur 93
37. Lasagna fyllt spaghetti leiðsögn 96
38. Grillaður sverðfiskur með Miðjarðarhafsívafi 99
39. Granatepli-hlyn gljáðar Lambakótilettur 102
40. Sverðfiskur með muldum ólífum og oregano 105
41. Lax Harissa jógúrt 108
42. Moussaka 110
43. Grískt salat 112
44. Grillaðar eggaldinsneiðar með hummus 114
45. Kjúklinga- og ferskjasamruni 116
46. Lágkolvetna kjúklingakarrí 118
47. Kjúklingakúrbítnúðlur 120
48. Lax með estragonsósu 122
49. Kúrbítsnúðlur með parmesan 124
50. Keto reyktur lax og avókadó 126
51. Keto kung pao kjúklingur 128
52. Keto Goan kræklingur 131
53. Keto kókos kjúklingaboð 134
54. Shiitake og ostur hamborgarapottur 136
55. Keto Sesam nautakjöt 138
56. Grilluð keto stutt rif 141
57. Keto grillað grænmeti 143
58. Tuscan Grilled Rib eye 145
59. Keto Kjötbollur 147
60. Keto-lambakótilettur á grillinu 150

61. Paprika basil pizza ... 152
62. Keto núðlur með avókadó pestó ... 155
63. Lágkolvetna pizza ... 157
64. Hvítlauksristaðar rækjur með kúrbítspasta ... 160
65. Tandoori lax ... 162
66. Spínatkjúklingur ... 164

SALÖT OG SÚPUR ... 166

67. Ísraelssalat ... 167
68. Antipasto salat ... 169
69. Fylltir kúrbítsbátar með tómötum og fetaost ... 171
70. Blandað baunasalat ... 174
71. Panzanella salat ... 176
72. Tómatar og vatnsmelónu salat ... 178
73. Gulrót, appelsínur og avókadó ... 180
74. Kjúklingasalat og avókadó ... 182
75. Blandað grænt salat með grilluðum kjúklingi ... 184
76. Tófú og bok choy salat ... 187
77. Vegan Keto gúrkusalat ... 190
78. Keto eggjadropa súpa ... 192
79. Tælensk hneturækjusúpa ... 194

MEÐLÆTI ... 197

80. Keto sveppir pílaf ... 198
81. Keto kálsalat ... 200
82. Grænmetis medley ... 202
83. Brenndar pekan grænar baunir ... 204
84. Steiktir grænkálsspírur ... 206

EFTIRLITIR ... 208

85. Cilantro innrennsli avókadó lime sorbet ... 209
86. Keto graskersbaka ostakaka ... 211
87. Keto mokka ís ... 214
88. Kirsuberja og súkkulaði kleinur ... 216
89. Keto brómberjabúðingur ... 219
90. Keto graskersbrauð ... 221

91. Keto Mini buckeye smákökur ... 224
92. Keto súkkulaði brownies ... 226
93. Vegan súkkulaðimús kaka ... 228
94. Graskerbaka með hlynsírópi ... 231
95. Svína- og eggjabaka ... 233

HRISTINGAR OG SMOOTHIES ... 236

96. Bláberja kókos smoothie ... 237
97. Brómberja súkkulaðihristingur ... 239
98. Keto suðrænum smoothie ... 241
99. Gúrkuspínat smoothie ... 243
100. Hnetusmjörskaramellumjólkurhristingur ... 245

NIÐURSTAÐA ... 247

KYNNING

Lágkolvetnamataræði er í tísku núna. Það eru nokkrar vísbendingar um að lágkolvetnamataræði geti hjálpað fólki að léttast á stuttum tíma. Hins vegar eru einnig áhyggjur af heilsufarsáhrifum til lengri tíma litið.

Sýnt hefur verið fram á að Miðjarðarhafsfæði sé eitt hollasta mataræði til að fylgja og með örfáum breytingum geturðu gert Miðjarðarhafsmataræðið þitt kolvetnasnautt.

Ef þú ætlar að skera niður kolvetni er mikilvægt hvað þú skiptir um þau. Mörg lágkolvetnamataræði benda til þess að fjarlægja ætti heila fæðuhópa. Þetta er ekki góð hugmynd frá heilsufarslegu sjónarmiði eins og við munum ræða hér að neðan. Eins og með flest annað er hófsemi best.

Það er betra að minnka magn kolvetnaríkrar matvæla frekar en að útrýma þeim að fullu. Þetta er sjálfbærara til lengri tíma litið og tryggir að þú þjáist ekki af neinum næringarskorti. Rannsóknir sýna að lágkolvetnamataræði getur verið heilbrigt hjarta. En þetta er svo lengi sem prótein og fituval kemur frá heilbrigðum aðilum.

Morgunmatur

1. Basil og spínat hrært

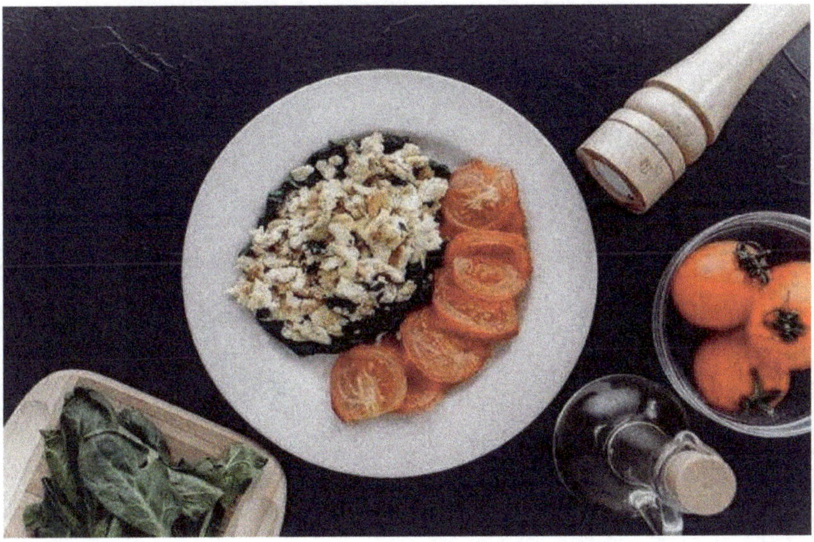

Hráefni

- 2 matskeiðar ólífuolía
- 100 g kirsuberjatómatar
- 4 egg
- 60ml mjólk
- handfylli basil, saxað
- 200 g barnaspínat
- svartur pipar

Leiðbeiningar

a) Hitið 1 msk olíu á pönnu og bætið tómötunum út í. Á meðan þau eru að elda, þeytið eggin í könnu og bætið við mjólkinni, svörtum pipar og basil.

b) Takið tómatana af pönnunni og setjið á diskana. Bætið olíunni, spínatinu og eggjablöndunni á pönnuna, hrærið af og til þar til eggin hrærast. Þegar búið er að stilla, bætið við á diskana og berið fram.

2. Sardínur á ristuðu brauði

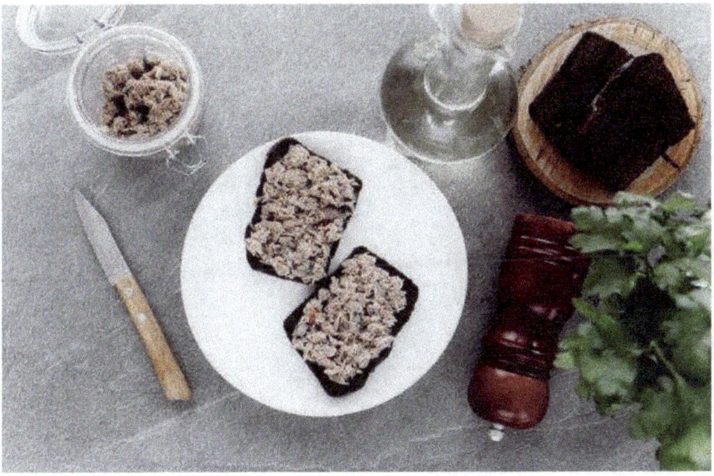

Hráefni

- 1 matskeið ólífuolía
- 1 laukur
- 1 hvítlauksgeiri, pressaður
- 1 rauður chilli, saxaður og fræhreinsaður
- 1 sítróna, safi og börkur
- 1 x 120g dósir af sardínum í ólífuolíu
- 2 sneiðar af brúnu brauði
- lítið búnt af steinselju, saxað

Leiðbeiningar

a) Hitið olíuna á pönnu, steikið laukinn í nokkrar mínútur áður en hvítlauknum, rauðum chilli og sítrónuberki er bætt út í.

b) Bætið sardínum út í og hitið í nokkrar mínútur þar til þær eru orðnar vel heitar.

c) Ristið brauðið. Bætið steinselju og kreistu af sítrónusafa við sardínurnar. Skiptið á milli ristað brauð áður en það er borið fram.

3. Grískt salat eggjakaka

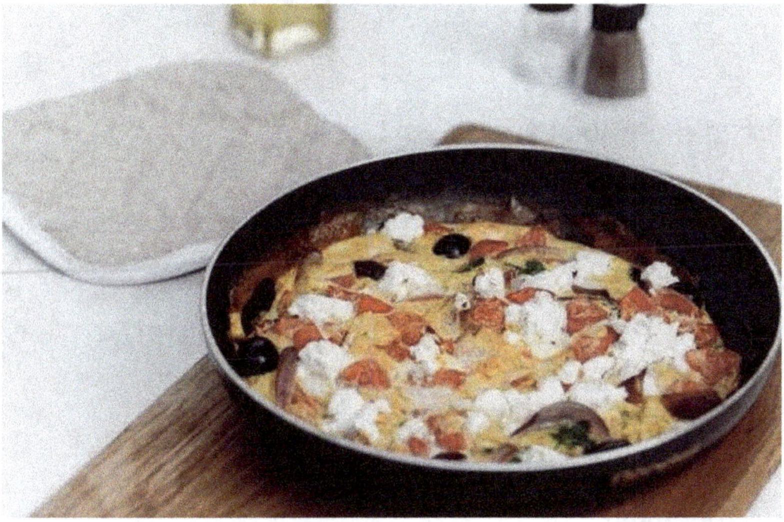

Hráefni

- 4 egg
- handfylli af steinseljulaufum, saxað
- 1 matskeið ólífuolía
- 1 rauðlaukur
- 100 g kirsuberjatómatar,
- handfylli af svörtum ólífum
- 50 g fetaostur, mulinn

Leiðbeiningar

a) Hitið grillið hátt. Þeytið eggin í skál með saxaðri steinselju, pipar og salti. Hitið olíuna á pönnu og steikið síðan laukinn við háan hita í um 4 mínútur þar til hann byrjar að brúnast. Bætið tómötum og ólífum út í og eldið í um 2 mínútur.

b) Snúðu hitanum í miðlungs hita og bættu eggjunum við, eldaðu þau í um það bil 2 mínútur, hrærðu þar til þau byrja að stífna. Bætið fetaostinum út í, setjið svo pönnuna undir grillið í 5-6 mínútur þar til eggjakakan er gullin. Skerið í báta og berið fram.

4. Berry Smoothie

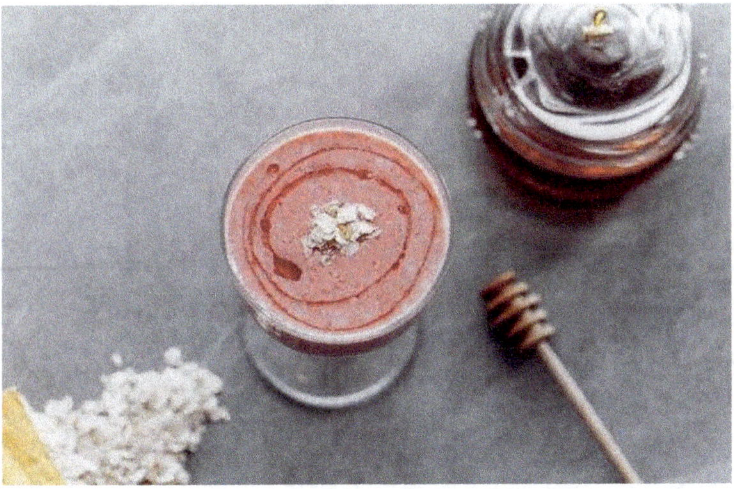

Hráefni

- 250 g frosin ber
- 250 g grísk jógúrt
- 50ml mjólk
- 15 g hafragrautur
- 2 tsk hunang (valfrjálst)

Leiðbeiningar

a) Þeytið ber, jógúrt og mjólk saman þar til mjúkt. Hrærið í gegnum hafragrautinn og hellið í glös.

b) Berið fram með ögn af hunangi.

5. Krydduð tómatbökuð egg

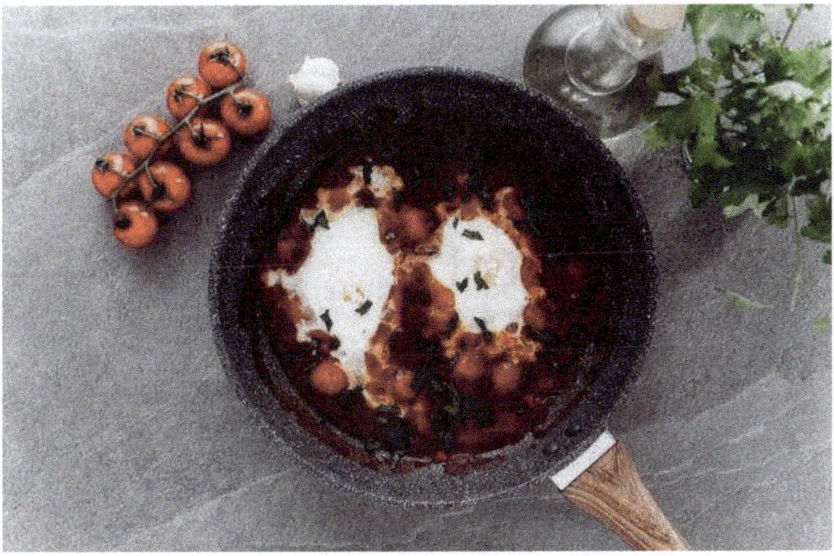

Hráefni

- 1 matskeið ólífuolía
- 2 rauðlaukar, afhýddir og skornir í hálftungla
- 1 rauð paprika, fræhreinsuð og skorin í strimla
- 1 hvítlauksgeiri, afhýddur og skorinn í sneiðar
- 250 g kirsuberjatómatar, helmingaðir eða 1 dós skrældar plómutómatar
- 1 tsk paprika
- 4 meðalstór egg
- 2 matskeiðar saxuð flatblaða steinselja (valfrjálst)

Leiðbeiningar

a) Hitið ofninn í 200°C/blástur 180°C/Gas 6

b) Hitið olíuna í stórri djúpri ofnheldri pönnu

c) Bætið lauknum, piparnum og hvítlauknum saman við. Kryddið með nýmöluðum svörtum pipar og eldið í 10 mínútur eða þar til mjúkt

d) Bætið tómötunum og paprikunni út í og haltu áfram að elda varlega í 5 mínútur í viðbót

e) Búið til 4 litla bruna í blöndunni og brjótið egg í hvern. Kryddið með meiri svörtum pipar, lokið á og setjið inn í ofn

f) Eldið þar til eggin hafa stífnað - þetta ætti að taka um 5-8 mínútur.

6. Tómatar og feta eggjakaka

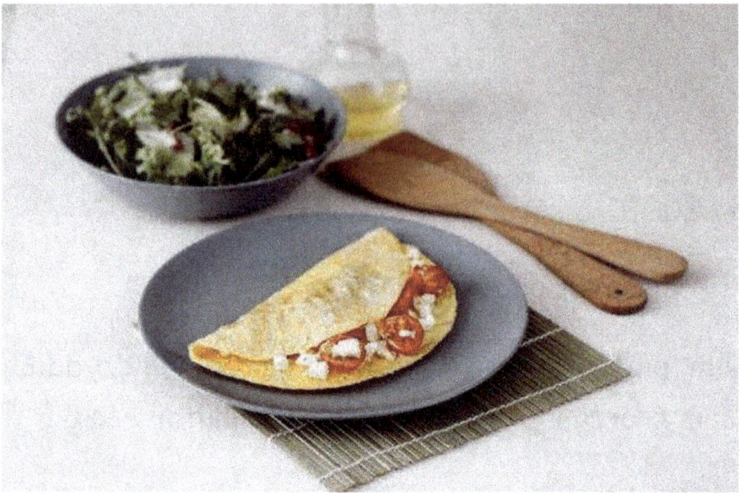

Hráefni

- 2 tsk ólífuolía
- 4 egg, þeytt
- 8 kirsuberjatómatar, saxaðir
- 50 g fetaostur, mulinn
- blönduð salatblöð, til að bera fram (valfrjálst)

Leiðbeiningar

a) Hitið olíuna á pönnu, bætið eggjunum út í og eldið, hrærið þeim af og til. Eftir nokkrar mínútur, dreift feta og tómötum. Eldið í aðra mínútu áður en það er borið fram.

b) Hitið olíuna á pönnu með loki, steikið síðan laukinn, chili, hvítlauk og kóríanderstilka í 5 mínútur þar til þær eru mjúkar. Hrærið tómötunum saman við og látið malla í 8-10 mínútur.

c) Notaðu bakið á stórri skeið, búðu til 4 dýfur í sósuna og smelltu síðan eggi í hverja og eina. Setjið lok á pönnuna, eldið síðan við vægan hita í 6-8 mínútur þar til eggin eru tilbúin að vild. Stráið kóríanderblöðunum yfir og berið fram með brauði.

7. Hindberjagrillaðar vöfflur

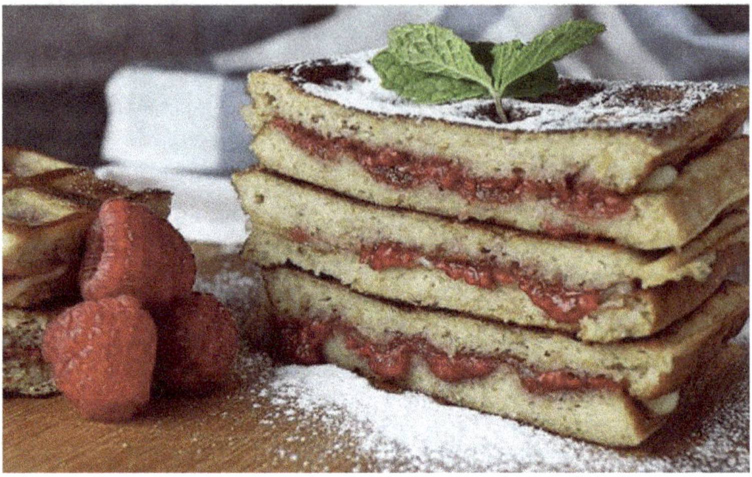

Gerir 2

Hráefni

Vöfflurnar

- 1/2 bolli möndlumjöl
- 2 matskeiðar hörfræmjöl
- 1/3 bolli Kókosmjólk
- 1 tsk vanilluþykkni
- 1 tsk lyftiduft
- 2 matskeiðar ketóvænt sætuefni
- 7 dropar Liquid Stevia

Fyllingin

- 1/2 bolli hindber
- Börkur af 1/2 sítrónu
- 1 matskeið sítrónusafi
- 2 matskeiðar vegan smjör
- 1 matskeið Keto-vænt sætuefni

Leiðbeiningar

a) Blandið öllum vöffluinnihaldsefnum saman í stóra blöndunarskál .

b) Forhitið vöffluvél og hellið deiginu út í .

c) Látið það elda þar til ljósið verður grænt eða gufustigið fer niður í öruggt stig.

d) Takið vöfflurnar úr ofninum og setjið þær til hliðar til að kólna aðeins.

e) Hitið vegan smjör og söl á pönnu á eldavélinni. Bætið hindberjum, sítrónusafa og sítrónuberki út í. Hrærið þar til það þykknar þannig að það líkist sultu.

f) Setjið hindberjafyllingu á milli tveggja vöffluna og setjið á pönnu og steikið í 1-2 mínútur á hvorri hlið.

8. Keto hör tortillur

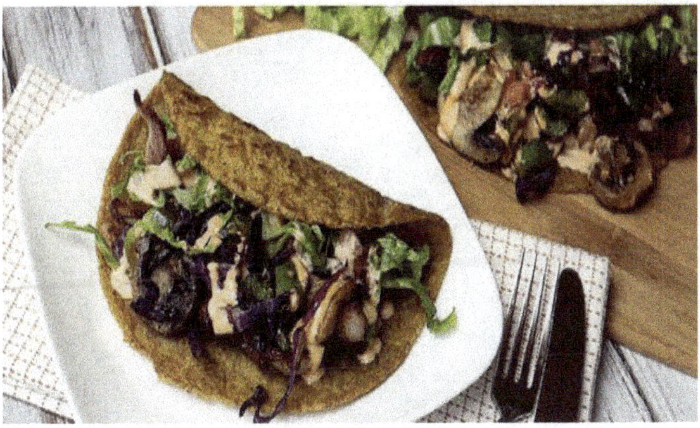

Gerir 5
Heildartími: 15 mínútur

Hráefni

- 1 bolli gyllt hörfræmjöl
- 2 matskeiðar Chia fræ
- 2 tsk ólífuolía
- 1/2 tsk karrýduft
- 1 bolli Síað vatn
- 1 tsk kókosmjöl

Leiðbeiningar

a) Blandið öllum þurrefnunum vel saman í stórri blöndunarskál , nema kókosmjölinu og helmingi ólífuolíunnar.

b) Blandið vandlega þar til blandan myndar fasta kúlu.

c) Stráið kókosmjöli yfir deigið og sækið deigið með kökukefli.

d) Skerið tortillu þína út með breitt kringlótt verkfæri.

e) Hitið 1 tsk ólífuolíu á pönnu við meðalháan hita. Þegar olían er orðin heit, bætið tortillunni út í og steikið þar til æskilegri brúnni er náð.

f) Berið fram!

9. Soja pylsuhræra

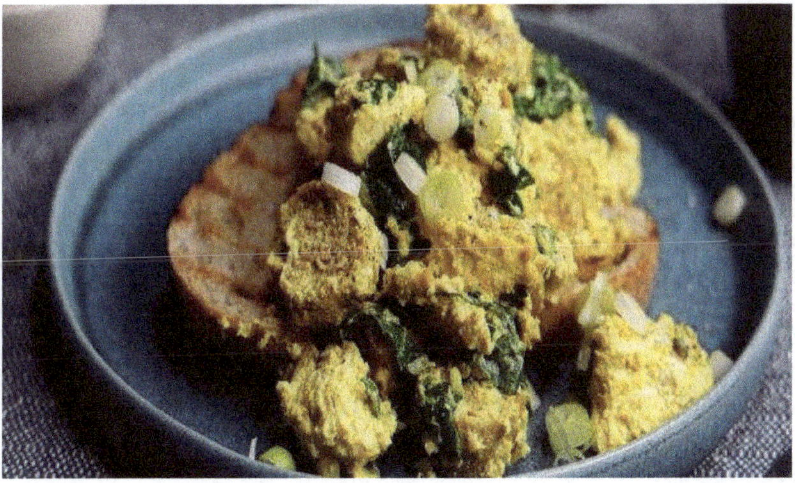

Gerir 4 skammta

Hráefni

- 2 matskeiðar ólífuolía
- 1 lítill sætur gulur laukur, saxaður
- 12 eyri s' vegan pylsa, hakkað
- 1 pund þétt tófú, tæmt og kreist þurrt
- 1 tsk salt
- 1/4 tsk túrmerik
- 1/4 tsk nýmalaður svartur pipar

Leiðbeiningar

a) Hitið olíuna á stórri pönnu yfir meðalhita.

b) Bætið lauknum og vegan pylsunni út í, setjið lok á og steikið í 5 mínútur eða þar til pylsan er brún.

c) Hrærið tófúinu, salti, túrmerik og pipar út í og hrærið til að blanda saman. Eldið, hrærið af og til, þar til vökvinn hefur verið frásogaður, um það bil 10 mínútur.

d) Smakkið til og stillið krydd eftir þörfum, berið svo fram

10. Vegan Keto haframjöl

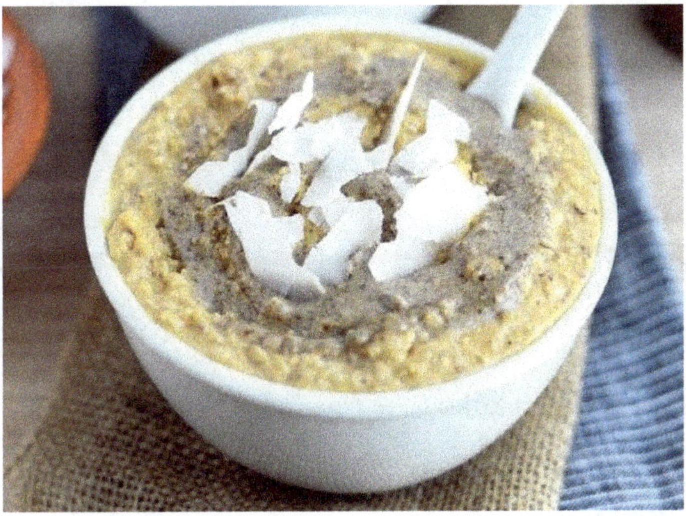

Gerir 1

Heildartími: 5 mínútur

Hráefni

- 2 matskeiðar malað hörfræ
- 2 matskeiðar chia fræ
- 2 matskeiðar ósykrað rifin kókos
- 2 matskeiðar kornótt sætuefni að eigin vali
- 1/2 bolli heitt vatn
- 1/2 bolli köld ósykrað kókosmjólk

Leiðbeiningar

a) Blandið þurrefnunum saman í litla hrærivél og hrærið vel.

b) Blandið hálfum bolla af heitu vatni út í, passið að blandan sé mjög þykk. Blandið kókosmjólkinni út í þar til þú hefur þykkt, rjómakennt „haframjöl".

c) Berið fram með æskilegu áleggi/blöndu.

11. Skotheld kaffi

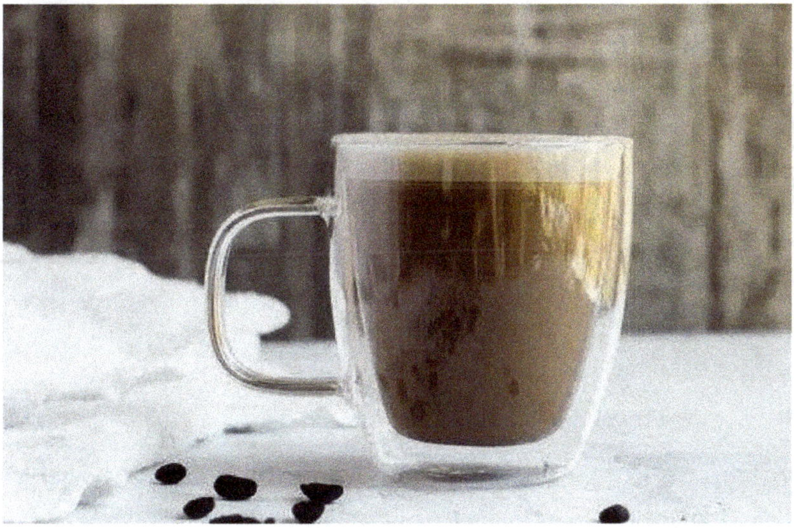

Hráefni

- 2 matskeiðar af kaffiálagi
- 1 matskeið af kókosolíu
- 1 bolli af vatni
- 1 matskeið af grasfóðruðu smjöri

Leiðbeiningar

a) Notaðu vatnið og kaffisopið, notaðu þína eigin valaðferð til að búa til kaffibolla.

b) Hellið kaffinu í blandara.

c) Bætið smjöri og kókosolíu út í.

d) Blandið vandlega saman.

e) Ekki hika við að bæta við hráefni eins og kanil, múskat, þeyttum rjóma og steviu.

12. Hnetusmjörspönnukökur

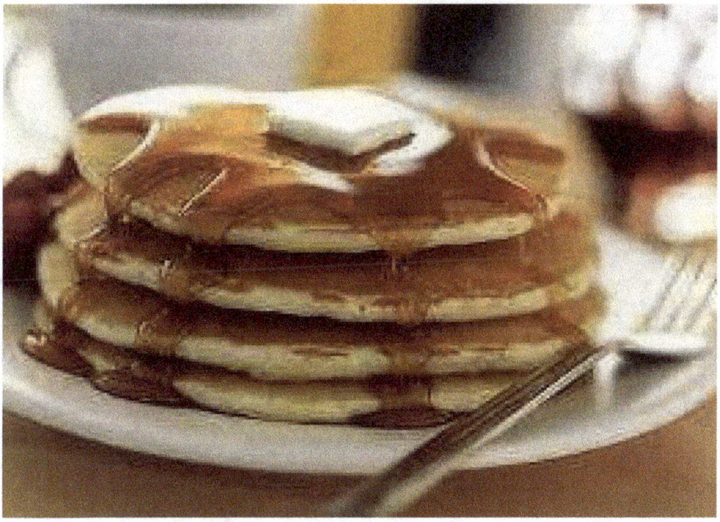

Gerir 6

Hráefni

- 1 ¼ bolli allsherjarmjöl
- 3 matskeiðar hvítur kornsykur
- 1 matskeið lyftiduft
- ¼ tsk Salt
- 1 bolli sojamjólk
- 1 hör egg
- ¼ bolli Hnetusmjör
- ⅔ bolli Vegan súkkulaðibitar
- Kókosolía, til steikingar

Leiðbeiningar

a) Sigtið hveitið í blöndunarskál og bætið sykri, lyftidufti og salti saman við.

b) Í blöndunarskál, bætið sojamjólkinni, höregginu og hnetusmjörinu saman við, þeytið til að blanda saman.

c) Að lokum er súkkulaðibitunum blandað saman við.

d) Hitið pönnu með smá kókosolíu og bætið svo við um fjórðung bolla af deigi.

e) Eldið hverja pönnuköku í um það bil 3 mínútur, eða þar til þær eru gullinbrúnar á báðum hliðum.

13. Stökkt Tofu og Bok Choy salat

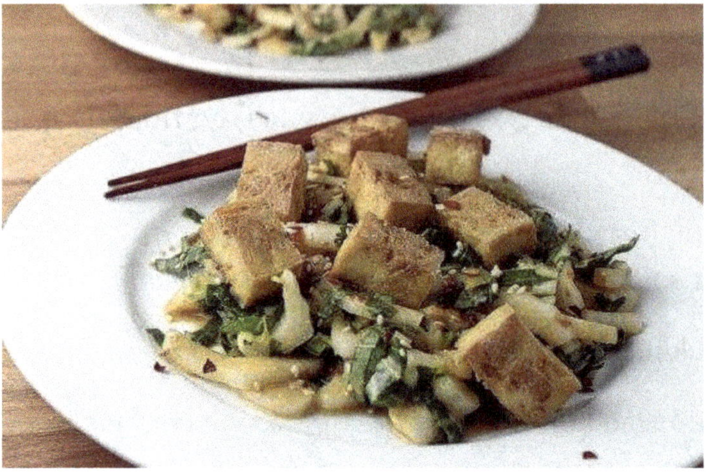

Hráefni

Fyrir ofnbakað tófú

- 15 aura auka þétt tofu
- 1 matskeið hrísgrjónavínsedik
- 1 matskeið sesamolía
- 1 matskeið sojasósa
- 2 tsk hakkaður hvítlaukur
- Safi úr ½ sítrónu
- 1 matskeið vatn

Fyrir bok choy salatið

- 9 aura bok choy
- 1 matskeið sambal olek
- 2 matskeiðar saxað kóríander
- 1 stilkur grænn laukur
- 1 matskeið hnetusmjör
- 7 dropar fljótandi stevía
- 3 matskeiðar kókosolía
- 2 matskeiðar sojasósa
- Safi úr ½ lime

Leiðbeiningar

a) Leggðu út eldhúshandklæði og leggðu tofu yfir helminginn af því. Brjótið handklæðið yfir tófúið og þrýstið á til að þorna tófúið. Ef mögulegt er, settu eitthvað þungt ofan á samanbrotna handklæðið til að halda tófúinu þrýstingi. Það mun taka næstum 6 klukkustundir að þorna alveg og þú gætir jafnvel þurft að skipta um handklæði hálfa leið.

b) Bætið sojasósu, hvítlauk, sítrónusafa, sesamolíu og ediki í skál og blandið vel saman. Þetta verður tofu marinade.

c) Eftir að tófúið er þurrkað, skerið það jafnt í ferninga bita. Bætið því í plastpoka ásamt marineringunni.

d) Látið tófúið marinerast í næstum 30 mínútur. Þú getur líka geymt það yfir nótt fyrir enn meira bragð.

e) Hitið nú ofninn í 350 □F, klæðið bökunarplötu með bökunarpappír og bakið marinerað tófúið á ofnplötunni í 30 mínútur.

f) Nú munum við vinna að bok choy salatinu. Fyrir þetta þarftu fyrst að saxa græna laukinn og kóríander.

g) Bætið öllu sem eftir er af bok choy salat innihaldsefnum fyrir utan bok choy og lime safa í sérstaka skál og blandið vel saman.

h) Bætið nú söxuðum grænum lauk og kóríander við það.

i) Þegar tófúið hefur verið soðið vel, bætið þá limesafa í salatskálina og blandið vel saman.

j) Bætið tofu og söxuðu bok choy í salatskálina og blandið saman.

14. Grillað ostasamloka

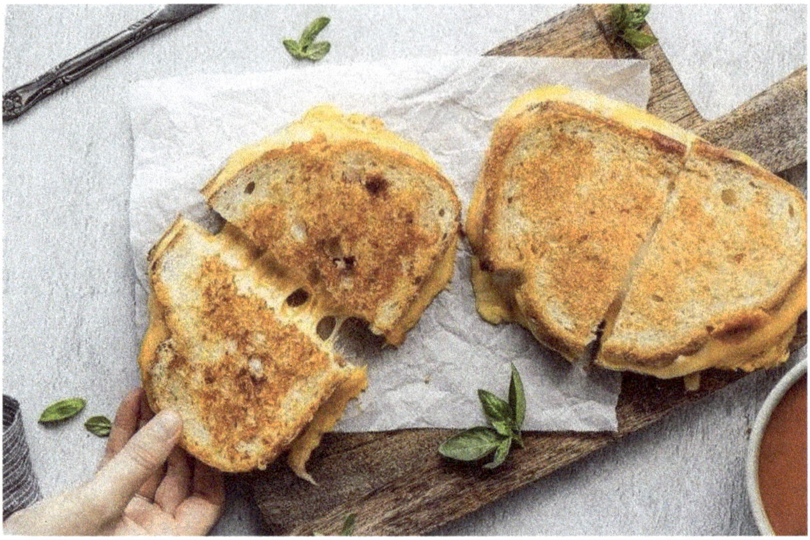

Hráefni

- 2 stór egg
- 1 ½ matskeið psyllium hýði duft
- 2 matskeiðar mjúkt smjör
- 2 matskeiðar möndlumjöl
- ½ tsk lyftiduft
- Nokkrar ostsneiðar að eigin vali
- 1 matskeið af smjöri til viðbótar

Leiðbeiningar

a) Setjið 2 matskeiðar af smjöri í skál og látið það ná stofuhita. Þegar það er orðið mjúkt skaltu bæta 2 matskeiðum af möndlumjöli og aftur 1 ½ matskeið af psyllium hýði við það.

b) Bætið líka ½ teskeið af lyftidufti út í. Blandið öllu vel saman þar til þú færð þykkt deig.

c) Bætið nú við 2 stórum eggjum og blandið vel saman.

d) Nú skaltu örbylgjuofna deigið í um 100 sekúndur.

e) Nú, láttu það setjast og pikkaðu síðan á neðst. Skerið það í tvo helminga.

f) Mældu magn af osti sem þú þarft og stingdu því svo á milli tveggja deighelminganna sem þjóna sem samlokubollur þínar.

g) Bætið 1 matskeið af smjöri til viðbótar á pönnu. Setjið pönnuna á meðalhita. Þegar pannan er orðin heit er deiginu bætt út í með osti og síðan steikt á báðum hliðum.

h) Berið það fram með hliðarsalati.

15. Sólþurrkaðir tómatar pestó terta

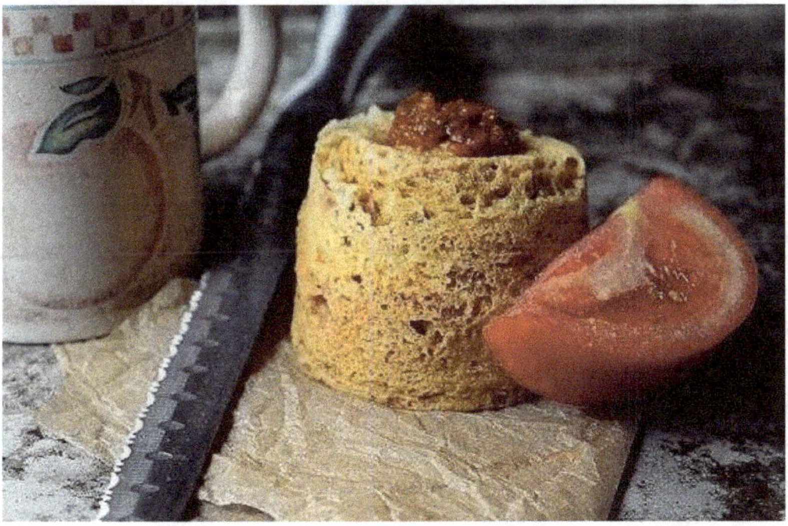

Hráefni

Fyrir grunninn

- 1 stórt egg
- $\frac{1}{2}$ teskeið af lyftidufti
- 2 matskeiðar af möndlumjöli
- 2 matskeiðar af smjöri

Fyrir bragðið

- 1 msk möndlumjöl
- 5 tsk af sólþurrkuðum tómatpestói
- Klípa af salti

Leiðbeiningar

a) Bætið öllu hráefninu í örbylgjuofnþolið mál og blandið vel saman.

b) Örbylgjuofn í 75 sekúndur á miklu afli.

c) Skelltu nú krúsinni á disk til að hjálpa til við að losa kökuna úr krúsinni.

d) Bætið auka tómatpestó við það ef vill og berið fram.

16. Ostandi timjanvöfflur

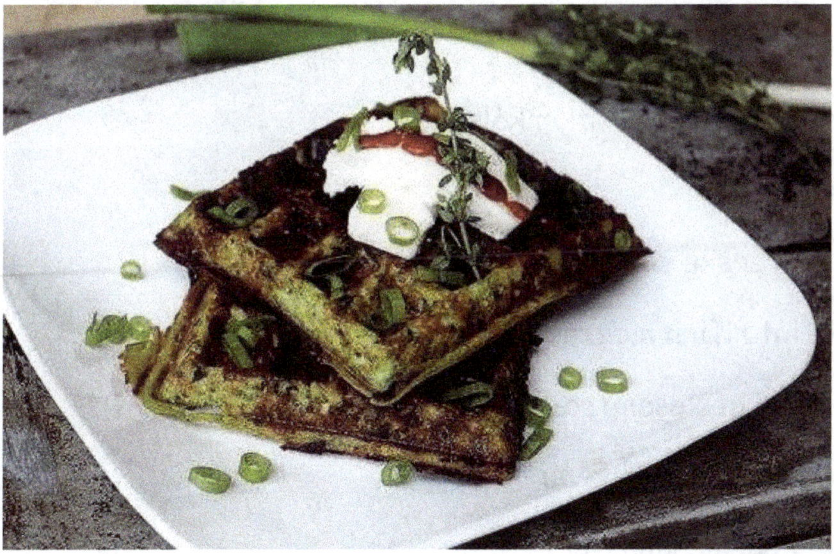

Hráefni

- 2 stilkar grænn laukur
- ½ hrísgrjónaður stór blómkálshaus
- 2 stór egg
- 2 tsk af fersku söxuðu timjan
- 1 bolli fínt rifinn mozzarella ostur
- 1 matskeið af sesamfræjum
- 1 bolli af pakkaðri grænu
- 1/3 bolli parmesanostur
- 1 teskeið af hvítlauksdufti
- 1 matskeið af ólífuolíu
- ½ tsk salt
- ½ teskeið af möluðum svörtum pipar

Leiðbeiningar

a) Skerið blómkálið í litla blóma og skerið græna laukinn í sneiðar líka. Rífið nú timjanið af stilkunum.

b) Bætið blómkálinu í matvinnsluvél og hrærið þar til það er vel unnið. Bætið grænum lauk, grænmeti og timjan í matvinnsluvélina og púlsið allt aftur.

c) Bætið nú unnu blöndunni í stóra blöndunarskál.

d) Bætið líka bolla af mozzarella osti í stóru skálina ásamt eggjunum, sesamfræjunum, ólífuolíu, parmesanosti, svörtum pipar, salti og hvítlauksdufti.

e) Blandið vel saman til að mynda slétt deig. Hitið nú vöfflujárnið og hafið það tilbúið.

f) Hellið blöndunni í vöfflujárnið og tryggið að henni sé dreift jafnt.

17. Vegan Keto grautur

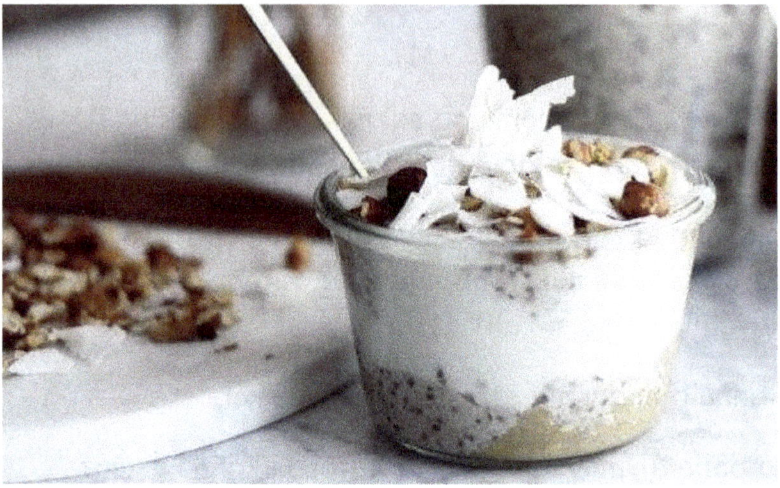

Hráefni

- 2 matskeiðar af kókosmjöli
- 2 matskeiðar af vanillu próteindufti; vegan
- 1 teskeið af erýtrítóli í duftformi
- 3 matskeiðar af gylltu hörfræmjöli
- 1 ½ bolli af ósykri möndlumjólk

Leiðbeiningar

a) Í skál, blandið gullnu hörfræmjöli saman við kókosmjöl og próteinduft.

b) Bætið þessari blöndu í pott. Bætið möndlumjólkinni út í og eldið við meðalhita.

c) Þegar það byrjar að þykkna skaltu bæta við æskilegu magni af erýtrítóli (sætuefni).

d) Berið það fram með uppáhalds álegginu þínu.

18. Keto Cashew Jógúrt Sundae

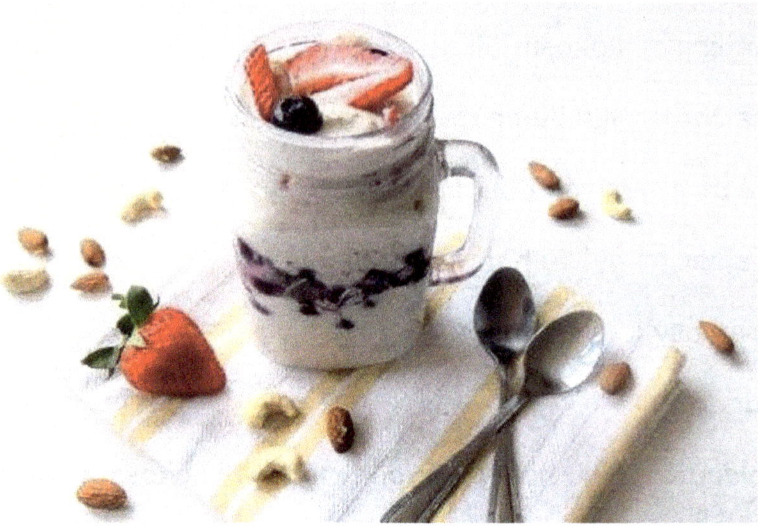

Hráefni

- $1\frac{1}{2}$ bolli af sjóðandi vatni
- $\frac{1}{2}$ bolli hráar kasjúhnetur
- 1 matskeið erýtrítól
- 1 matskeið sítrónusafi

Leiðbeiningar

a) Setjið kasjúhnetur í hitaþolna skál.

b) Sjóðið vatn og hellið rólega yfir kasjúhnetuna.

c) Bætið erýtrítólinu og sítrónusafanum í skálina, hrærið þar til erýtrítólið er vel uppleyst.

d) Gakktu úr skugga um að blandarinn þinn þoli heitan vökva og settu allt varlega í blandara.

e) Blandið þar til kasjúhneturnar eru orðnar fallegar og sléttar og blandan hefur þykknað.

f) Látið blönduna kólna í um það bil tíu-fimmtán mínútur, kælið hana síðan í ísskápnum í um það bil nokkrar klukkustundir.

g) Berið fram.

19. Keto korn

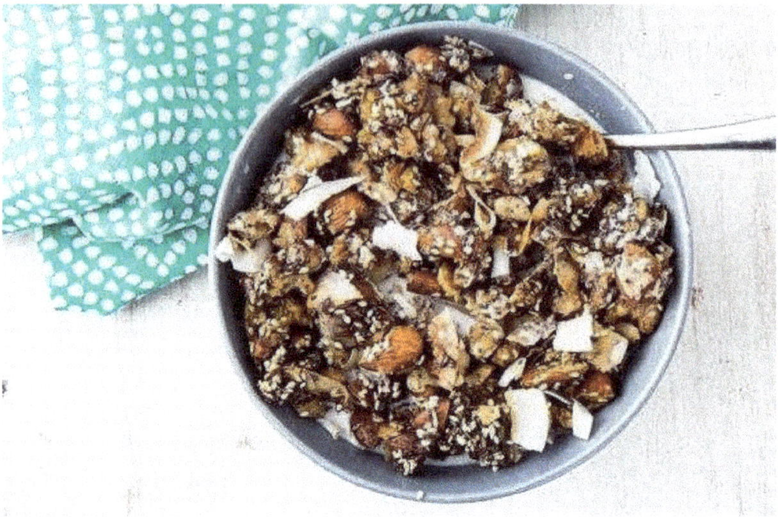

Hráefni

- $\frac{1}{2}$ bolli af rifnum kókos
- 2 bollar af möndlumjólk
- 1/3 bolli af muldum valhnetubitum
- 1/3 bolli af ristuðu hörfræi
- 3 til 4 teskeiðar af smjöri
- 2 teskeiðar af erýtrítóli eða sætuefni að eigin vali
- 1 teskeið af salti

Leiðbeiningar

a) Bræðið smjörið á meðalhita.

b) Bætið valhnetubitunum, hörfræinu og salti út í brædda smjörið og hrærið í nokkrar mínútur.

c) Bætið við rifnum kókos og haltu áfram að blanda saman. Passið að botninn fari ekki að brenna.

d) Bætið sætuefninu að eigin vali við þessa blöndu. Helst ætti það ekki að vera meira en 1 matskeið

e) Bætið nú mjólkinni fljótt út í.

f) Hrærið og slökkvið á hitanum.

20. Keto Bagel

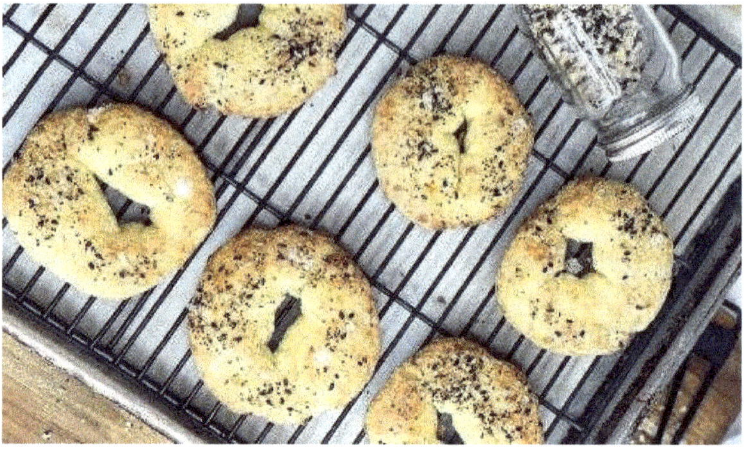

Hráefni

- ½ bolli hampi hjörtu
- ¼ bolli psyllium trefjar
- 6 eggjahvítur, lífrænar
- 1 bolli kókosmjöl
- ½ bolli sesamfrækjarnar
- ½ bolli graskersfræ
- 1 matskeið lyftiduft
- 1 tsk keltneskt sjávarsalt
- 1 bolli sjóðandi vatn

Leiðbeiningar

a) Forhitið ofninn í 350 □F.

b) Blandið öllu hráefninu nema eggjunum og sesamfræjunum saman í stórri skál.

c) Hrærið eggjahvíturnar í blandara þar til þú færð froðukennda blöndu.

d) Hellið eggjahvítunum í vel hrærð þurrefnin og blandið þar til slétt.

e) Bætið við bolla af sjóðandi vatni og haltu áfram að hræra þar til slétt deig myndast.

f) Setjið nú smjörpappír á kökuplötu.

g) Skiptið deiginu í 6 um það bil jafnstórar kúlur.

h) Gerðu gat á hverja kúlu með fingrinum og þrýstu síðan deiginu á kökuplötuna og myndaðu það í formi beyglu. Stráið sesamfræjunum ofan á.

i) Bakið þær í 55 mínútur við 350F.

21. Egg og grænmeti

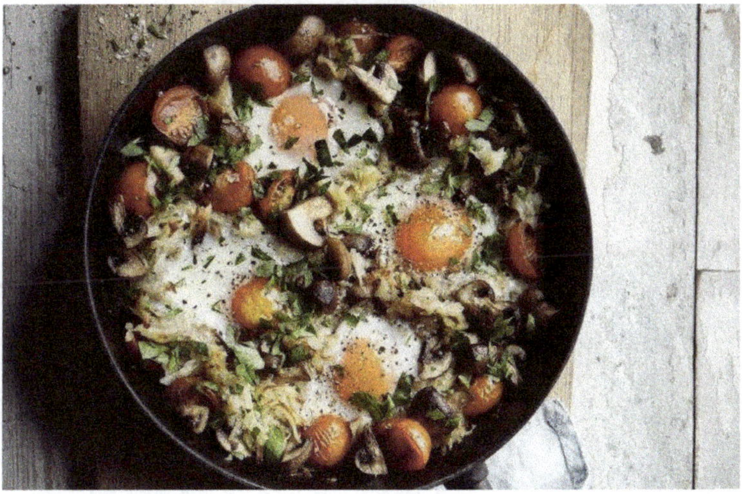

Hráefni

- 3 únsur. gulrætur
- 3 egg
- 3 ½ oz. blómkál
- 3 ½ oz. spínat
- 1 matskeið kókosolía
- 3 ½ oz. spergilkál
- 3 ½ oz. Grænar baunir
- salt og krydd eftir smekk

Leiðbeiningar

a) Bætið bara nógu miklu af kókosolíu til að húða botninn á pönnu.

b) Hita á lágum.

c) Bætið öllu grænmetinu við. Ef þú notar frosna blöndu skaltu þíða við lágan hita í nokkrar mínútur áður en þú heldur áfram í næsta skref.

d) Hækkið hitann í miðlungs.

e) Bætið 3 eggjum við.

f) Bætið við ýmsum kryddum eftir smekk.

g) Hrærið þar til tilbúið til framreiðslu.

FORréttur og SNILLI

22. Blackberry chipotle kjúklingavængir

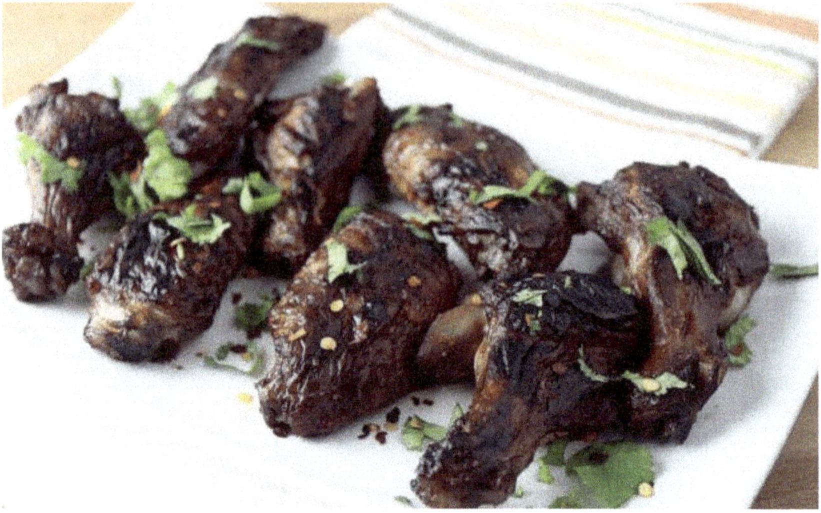

Gerir 20

Hráefni

- 3 pund. Kjúklingavængir , slátraðir
- 1/2 bolli Blackberry Chipotle sultu
- 1/2 bolli Vatn
- Salt og pipar eftir smekk

Leiðbeiningar

a) Hitið ofninn aftur í 400 gráður á Fahrenheit.

b) Blandið Blackberry Chipotle sultu og vatni saman í blöndunarskál.

c) Í plastpoka, blandaðu 2/3 af marineringunni saman við kjúklingavængjunum, salti og pipar. Marinerið í 10 mínútur eða lengur.

d) Takið kjúklingavængina út og raðið á grind ofan á kökuplötu.

e) Bakið við 400°F í 10 mínútur, snúið síðan við og brýtið hvern væng með afganginum af marineringunni .

f) Hækkið hitastigið í 425°F og bakið í 5 mínútur í viðbót eða þar til þær eru stökkar.

g) Takið úr ofninum, látið kólna og njótið!

23. Hnetusmjör fitusprengjur

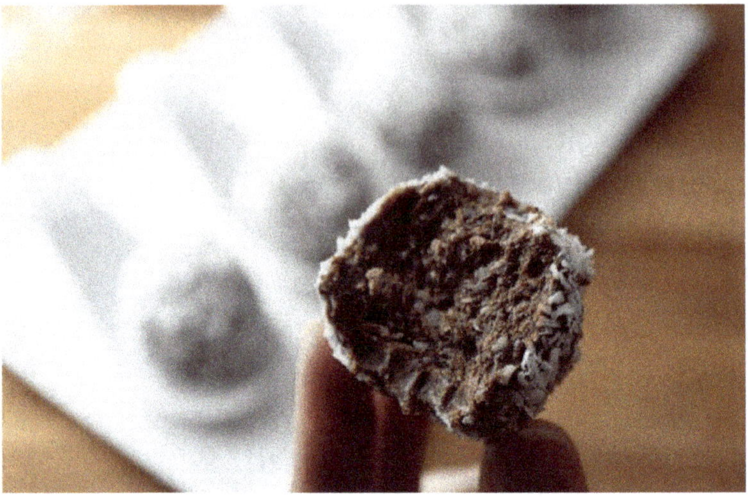

Gerir 8

Hráefni

- 1/2 C upp kókosolía
- 1/4 bolli kakóduft
- 2 matskeiðar hnetusmjörsduft
- 2 matskeiðar af skeljaðri hampi fræ
- 2 matskeiðar Vegan Heavy Cream
- 1 tsk vanilluþykkni
- 28 dropar Liquid Stevia
- 1/4 bolli ósykrað rifið kókos

Leiðbeiningar

a) Blandið öllum þurrefnunum saman við kókosolíuna í blöndunarskál.

b) Blandið þunga rjómanum, vanilluþykkni og fljótandi stevíu saman við.

c) Á disk skaltu mæla ósykraða mulið kókos.

d) Notaðu hendurnar til að rúlla út kúlunum og rúlla þeim síðan upp úr ósykraðri kókoshnetu.

e) Setjið á bökunarpappírsklædda ofnplötu. Setjið til hliðar í um það bil 15 mínútur í frysti.

24. Maple pecan fitu sprengjustangir

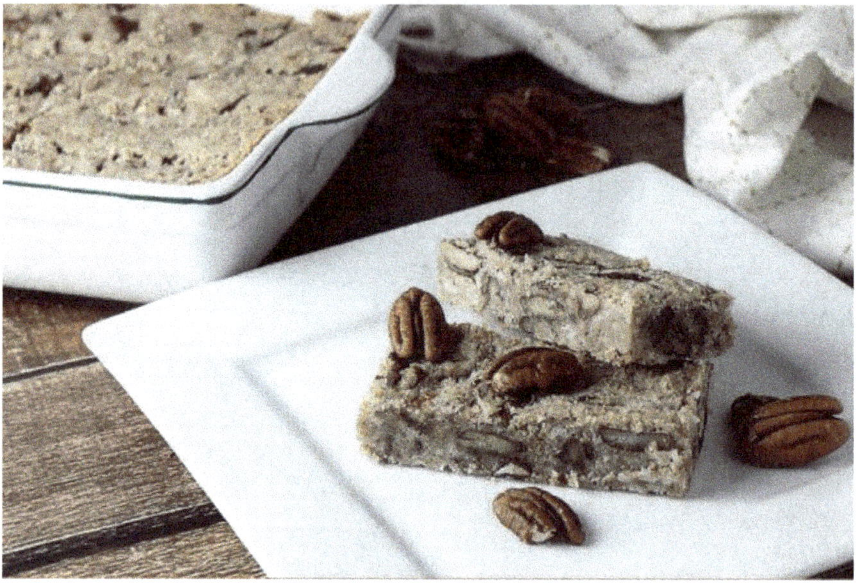

Gerir 12

Hráefni

- 2 bollar Pecan helmingar
- 1 bolli möndlumjöl
- 1/2 bolli gyllt hörfræmjöl
- 1/2 bolli ósykrað rifin kókos
- 1/2 bolli Kókosolía
- 1/4 bolli hlynsíróp
- 1/4 tsk fljótandi Stevia

Leiðbeiningar

a) Forhitið ofninn í 350°F og bakið helminga pelíkana í 5 mínútur.
b) Taktu pekanhneturnar úr ofninum og settu þær í plastpoka. Myljið þær með kökukefli til að gera bita.
c) Blandið saman þurrefnunum í blöndunarskál: Möndlumjöl, gyllt hörfræmjöl og rifinn kókos og muldar pekanhnetur.
d) Bætið við kókosolíu hlynsírópinu og fljótandi stevíu. Blandið öllu hráefninu saman í stóra hrærivélaskál þar til það myndast mylsnudeig.
e) Setjið deigið í eldfast mót og þrýstið því niður.
f) Bakið í 15 mínútur við 350F, eða þar til hliðarnar eru mjúklega brúnaðar.
g) Skerið í 12 sneiðar með spaða og berið fram.

25. K eto blómkálsforréttir

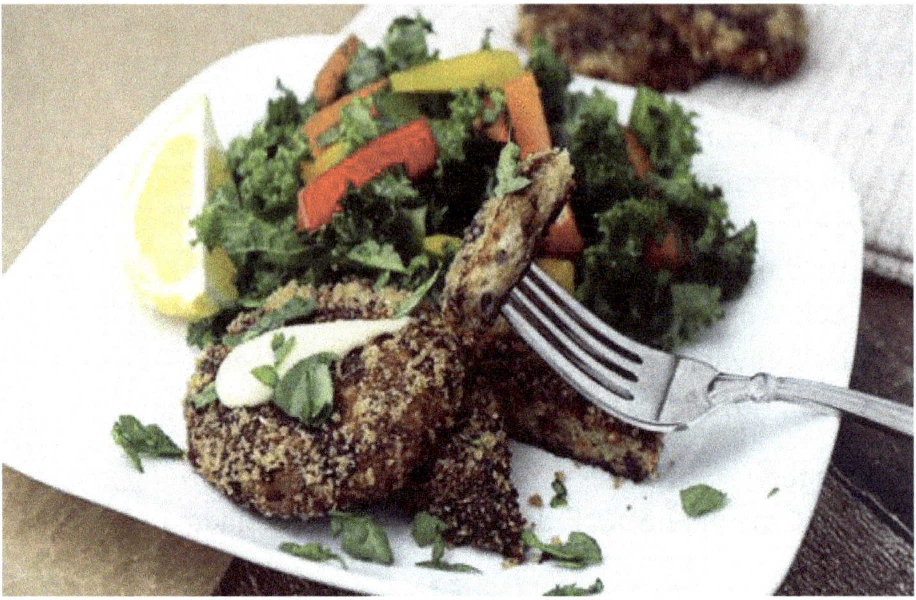

Gerir 8

Hráefni

- 14 únsur. Blómkálsblómar , saxaðir
- 3 meðalstönglar vorlaukur
- 3 únsur. Rifinn hvítur cheddar
- 1/2 bolli möndlumjöl
- 1/2 tsk Salt
- 3/4 tsk pipar
- 1/2 tsk rauð piparflögur
- 1/2 tsk estragon, þurrkað
- 1/4 tsk hvítlauksduft
- 3 matskeiðar ólífuolía
- 2 tsk Chia fræ

Leiðbeiningar

a) Forhitið ofninn í 400 gráður Fahrenheit.
b) Blandið saman blómkálsblómum, ólífuolíu, salti og pipar í plastpoka. Hristið kröftuglega þar til blómkálið er jafnhúðað.
c) Hellið blómkálsblómum á álpappírsklædda ofnplötu. Bakið í 5 mínútur eftir það.
d) Bætið ristuðu blómkálinu í matvinnsluvél og púlsið nokkrum sinnum til að brjóta það upp.
e) Blandið öllu hráefninu (möndlumjöli) saman í blöndunarskál þar til það myndast klístrað blanda.
f) Búið til bökunarbollur úr blómkálsblöndunni og hjúpið þær með möndlumjöli.
g) Bakið við 400°F í 15 mínútur, eða þar til að utan er stökkara.
h) Takið úr ofninum, látið kólna lítið áður en borið er fram!

26. Seitan pizzabollar

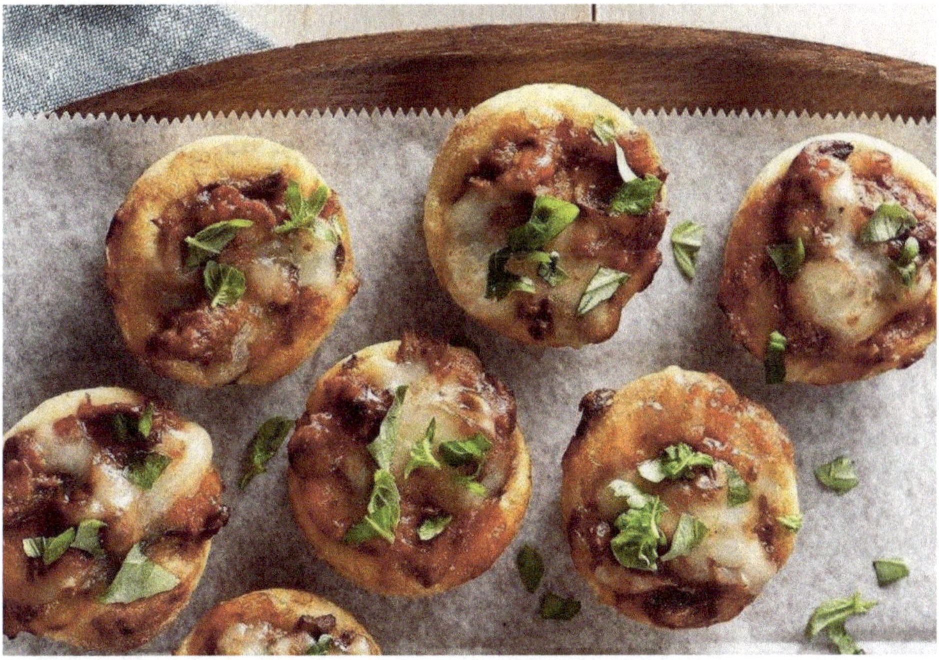

M akes 2

Hráefni

- 1 únsa. fullfeiti rjómaostur
- 1 1/2 bollar nýmjólkur mozzarellaostur
- 1 stórt egg, þeytt
- 1 bolli möndlumjöl
- 2 matskeiðar kókosmjöl
- 1/3 bolli pizzasósa
- 1/3 bolli rifinn cheddar ostur
- 1/2 pakki seitan eða um 4 oz., í teningum

Leiðbeiningar

a) Forhitið ofninn í 400°F.

b) Blandið rjómaostinum og mozzarella saman í stóra örbylgjuþolna skál og hitið í örbylgjuofn í 1 mínútu og hrærið nokkrum sinnum.

c) Bætið þeyttu egginu og báðum hveiti út í og hrærið hratt þar til kúla myndast. Hnoðið í höndunum þar til það er létt klístrað.

d) Skiptið deiginu í 8 hluta. Setjið stykki á milli tveggja blaða af smurðum bökunarpappír og fletjið út með kökukefli.

e) deigstykki í smurð muffinsform til að mynda litla deigbolla.

f) Bakið í 15 mínútur eða þar til þær eru gullinbrúnar.

g) Takið úr ofninum og stráið hverri pizzusósu , cheddar og seitan yfir . Settu aftur í ofninn í fimm mínútur þar til osturinn bráðnar.

h) Takið úr muffinsformum og berið fram.

27. Jalapeño Poppers með beikonvafðum

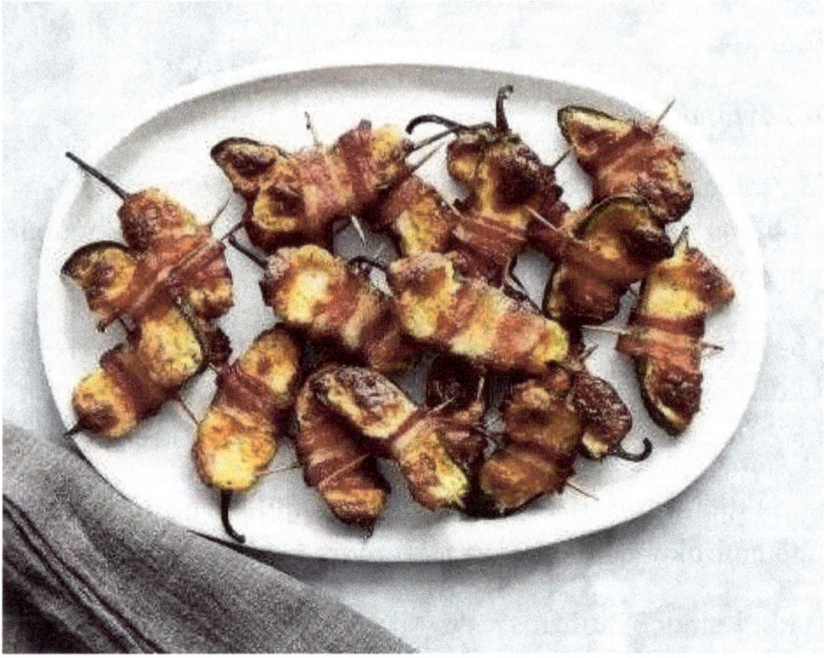

Hráefni

- 16 ferskt jalapeño
- 16 ræmur af beikoni
- $\frac{1}{4}$ bolli af cheddar osti (rifinn)
- 4 únsur. af rjómaosti
- 1 teskeið af salti
- 1 teskeið af papriku

Leiðbeiningar

a) Forhitið ofninn í 350 □F.

b) Skerið jalapeño í tvennt, langsum. Fjarlægðu stilkur, fræ og innri himnu.

c) Blandið rjómaosti og cheddarosti saman í skál.

d) Fylltu hvern jalapeño helming með ostablöndunni.

e) Skerið hverja beikonræmu í tvennt.

f) Vefjið hvern fylltan jalapeño helming með hálfri ræmu af beikoni.

g) Setjið þær á eldfast mót.

h) Bakið í 20 til 25 mínútur.

i) Stráið salti og papriku yfir eftir smekk.

28. Epli kanilstangir

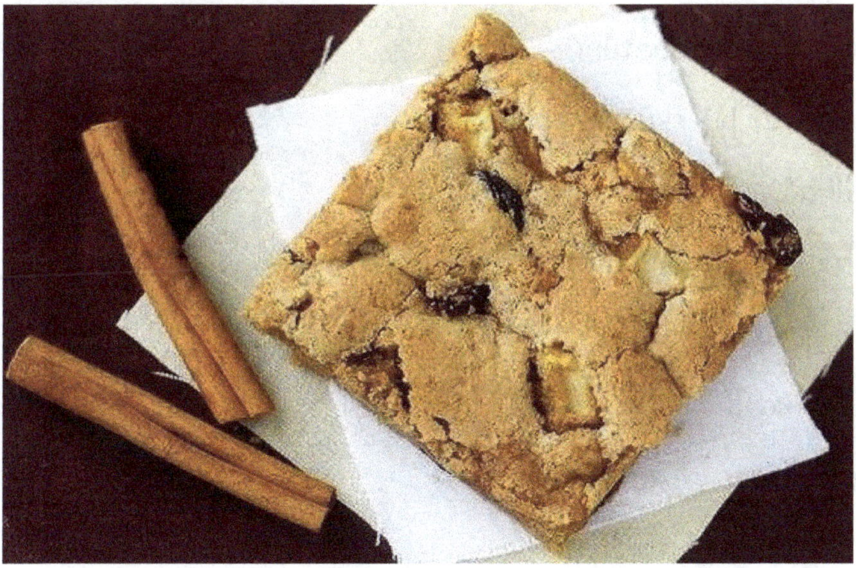

Hráefni

- 1 bolli af pekanhnetum
- 1/4 bolli af þurrkuðum eplum, frosin
- 1 bolli af vatni
- 1/4 bolli af smjöri, mildað
- 1 tsk af vanilluþykkni
- 1/2 tsk kanill
- 2 matskeiðar af erýtrítóli
- 1 $\frac{1}{2}$ teskeið af lyftidufti
- 1 matskeið af möluðu hörfræi

Leiðbeiningar

a) Forhitið ofninn í 350 □F.

b) Smyrjið brúnkökuform vel.

c) Bætið öllu hráefninu í blandara og vinnið þar til það er slétt.

d) Hellið blöndunni í brúnkökuformið og bakið í um 45 mínútur.

e) Látið kólna og berið fram.

29. Linzer kökur

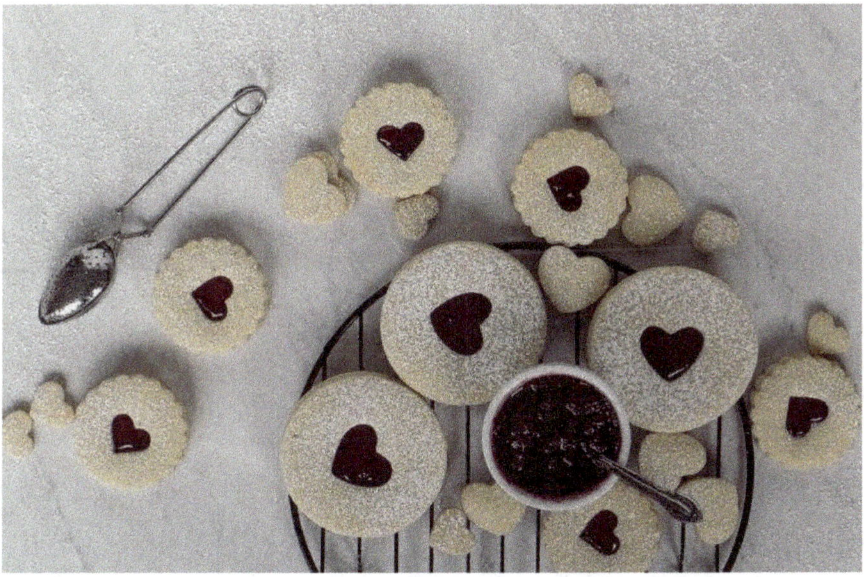

Hráefni

- Fyrir kökurnar
- 3 aura af smjörkenndu smjöri, mjúkt
- 2 matskeiðar af erýtrítóli
- 1 matskeið möndluþykkni
- 6 matskeiðar kókosmjöl
- 2 matskeiðar af rjómaosti, mjúkur
- Fyrir fyllinguna
- $\frac{1}{4}$ bolli af sykurlausri hindberjasultu

Leiðbeiningar

a) Forhitið ofninn í 350F.

b) Blandið saman smjöri, rjómaosti, möndluþykkni og sætuefni.

c) Blandið nú kókosmjölinu vandlega út í. Hnoðið það í nokkurn tíma

d) Fletjið nú deigið út þar til það er um 5 mm þykkt.

e) Skerið nú 10 „neðstu" bita og 10 „efstu" bita með því að nota kökusköku.

f) Setjið á kökuplötu og bakið í um það bil 10 mínútur.

g) Takið úr ofninum og látið kólna í um 30 mínútur.

h) Smyrjið 1 tsk af sultunni á „neðsta" kex og toppið síðan með „efri" kex. Endurtaktu þar til allar kökur eru notaðar.

i) Berið fram.

30. Súkkulaði prótein kúlur

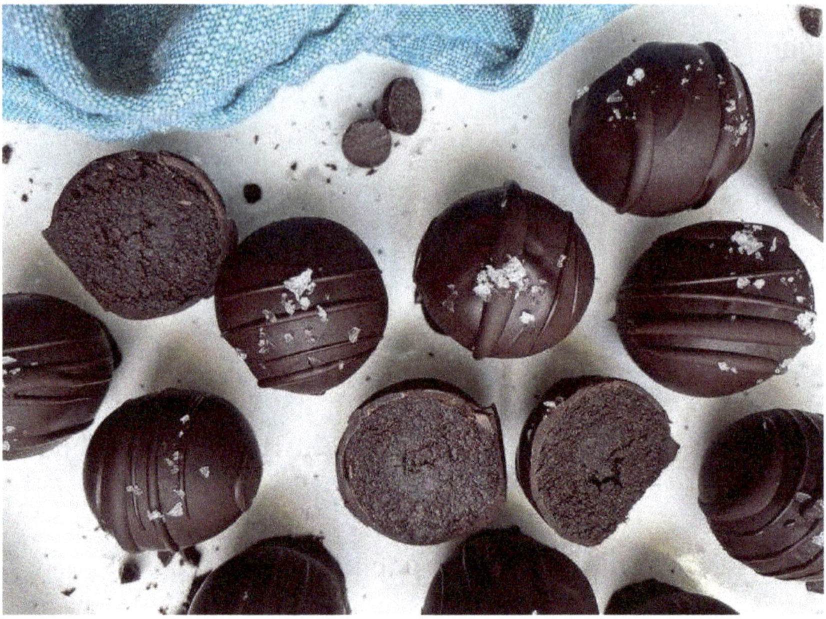

Hráefni

- 90 g (2 skeiðar) af súkkulaðipróteini
- 1 bolli af rjómalöguðu kókoshnetu
- 1/2 tsk af myntuþykkni
- $\frac{1}{4}$ bolli af möluðu hörfræi
- 2 matskeiðar af kakódufti
- $\frac{1}{2}$ teskeið af vanilluþykkni

Leiðbeiningar

a) Bætið rjómalöguðu kókoshnetunni í stóra blöndunarskál.

b) Bætið nú myntuþykkni og vanilluþykkni út í og blandið vel saman.

c) Bætið hörfræjum og súkkulaðipróteinum út í og hnoðið deigið vandlega.

d) Búðu til um það bil 24 kúlur úr þessu deigi og geymdu þær í kæli í um 15 mínútur.

e) Veltið kúlunum upp úr kakódufti.

f) Berið fram.

31. Heirloom tómatterta

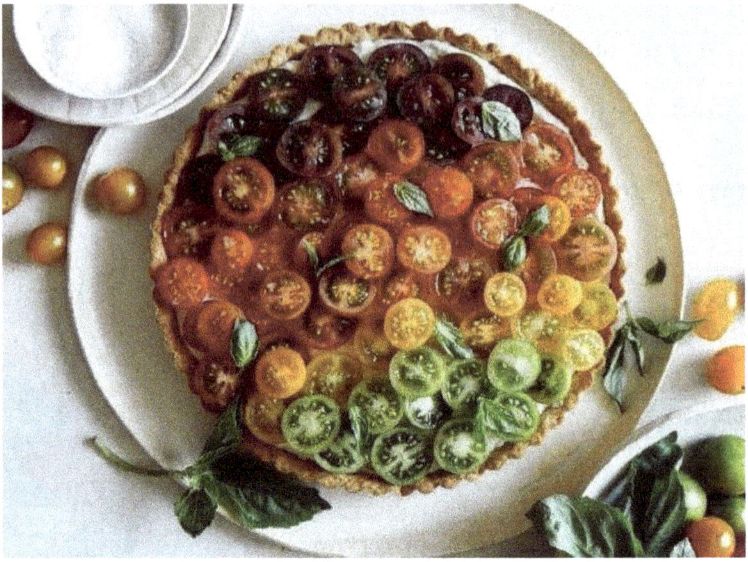

Hráefni

Fyrir skorpuna

- 2 egg
- $\frac{3}{4}$ bolli af kókosmjöli
- $\frac{1}{2}$ bolli af kókosolíu
- $\frac{1}{2}$ teskeið af salti

Fyrir fyllinguna

- 4 aura af tómötum, arfleifð
- 3 aura af osti
- Salt og pipar eftir smekk

Leiðbeiningar

a) Forhitið ofninn í 350F.

b) Blandið öllu hráefninu fyrir skorpuna saman.

c) Þrýstið blöndunni á pönnu og dreifið jafnt yfir og látið bakast í 20 mínútur.

d) Takið skorpuna úr ofninum og stráið osti yfir.

e) Skerið tómatana í $\frac{1}{4}$ tommu sneiðar og setjið þá ofan á ostinn.

f) Bættu við salti og pipar ásamt öðru kryddi sem þú vilt, eins og oregano, til dæmis.

g) Lokið pönnu og bakið í 20 mínútur.

32. Grænbauna franskar

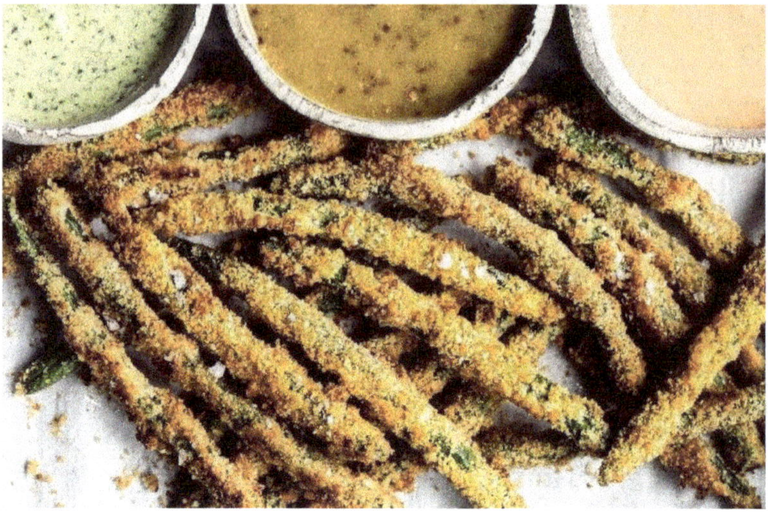

Hráefni

- 1 stórt egg
- 12 únsur. af grænum baunum
- ½ teskeið af hvítlauksdufti
- ⅔ bolli af rifnum parmesan
- ¼ teskeið af papriku
- ¼ tsk svartur pipar
- ½ tsk salt

Leiðbeiningar

a) Forhitið ofninn í 400F.

b) Skolið grænu baunirnar, þurrkið þær og klippið endana af.

c) Blandið rifnum parmesanosti og kryddi jafnt saman í grunnri skál eða á disk.

d) Þeytið egg í stórri skál.

e) Dýptu grænu baununum vandlega í eggið, láttu umfram egg leka af.

f) Þrýstið grænu baununum út í ostablönduna.

g) Stráið auka osti yfir grænar baunir handvirkt ef þarf.

h) Setjið baunirnar á smurða bökunarplötu.

i) Bakið í 10 mínútur þar til osturinn er örlítið gullinn á litinn.

33. Saltað möndlu- og kókosbörkur

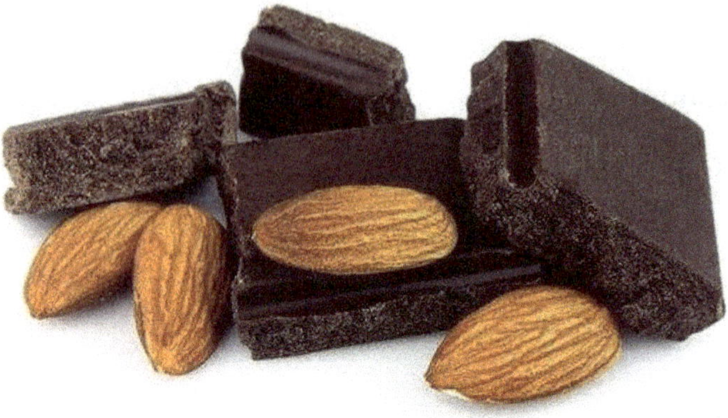

Hráefni

- ½ bolli af kókossmjöri
- 3,5 únsur af dökku súkkulaði
- ½ bolli af möndlum
- ½ teskeið af möndluþykkni
- ½ bolli af ósykri kókosflögu
- 10 dropar af fljótandi steviu
- Sjávarsalt eftir smekk

Leiðbeiningar

a) Forhitið ofninn í 350□F.

b) Klæðið bökunarplötu með álpappír. Dreifið kókos og möndlum á það.

c) Ristið í ofni í 5 til 8 mínútur.

d) Hrærið af og til til að koma í veg fyrir bruna.

e) Eftir að þau eru ristuð vel skaltu setja til hliðar til að kólna.

f) Bræðið dökka súkkulaðið í tvöföldum katli.

g) Hrærið kókossmjörinu saman við.

h) Bætið við möndluþykkni og fljótandi steviu. Blandið vel saman og setjið til hliðar.

i) Klæðið bökunarplötu með bökunarpappír og hellið súkkulaðiblöndunni yfir.

j) Dreifið jafnt með því að nota bakið á skeið eða spaða.

k) Stráið ristuðum möndlunum og kókosflögunum jafnt ofan á og þrýstið þeim varlega ofan í.

l) Stráið sjávarsalti yfir. Kælið í 1 klst.

34. Gúrkubátar

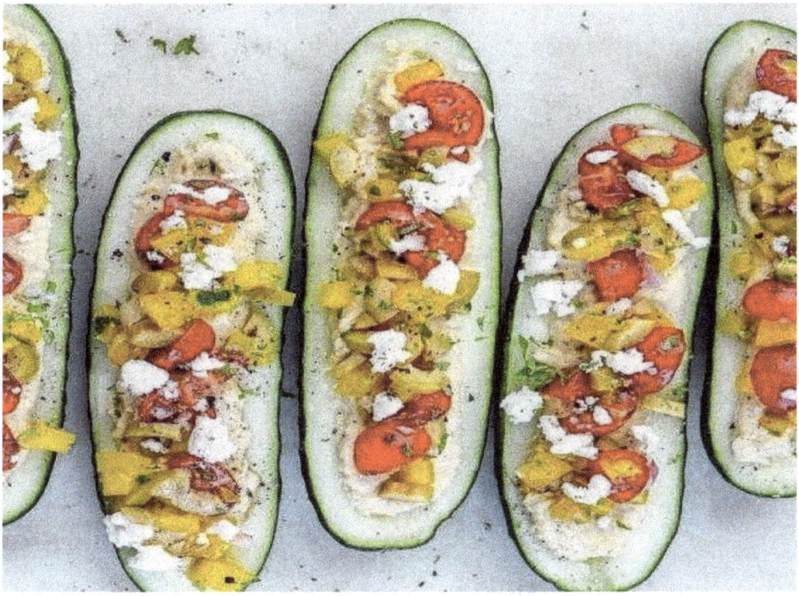

Hráefni

- 1 lítil agúrka skorin í tvennt eftir endilöngu og fræ fjarlægð
- 4 sneiðar af kalkúnabeikoni, soðnar þar til þær verða stökkar, síðan muldar
- Ein 6" heilhveiti tortilla; Lágkolvetna
- 3 únsur. af mjúkum þeyttum rjómaosti
- 1 sneið af reyktum deli kalkún, fínt skorinn
- 1 matskeið af majónesi
- 1 matskeið af rifnum parmesanosti
- $\frac{1}{4}$ teskeið af þurrkuðu basilíku
- 1 matskeið af hægelduðum pimiento pipar

Leiðbeiningar

a) Blandið saman rjómaosti, þurrkaðri basilíku, kalkún í teninga, majónesi, parmesan, beikoni og pimientos í meðalstórri skál.

b) Notaðu skeið til að hola gúrkuhelmingana.

c) Hellið blöndunni út í gúrkuhelmingana.

d) Skerið brúnirnar af tortillunni svo hún verði ferning.

e) Skerið ferninginn í tvennt á ská, búðu til tvo þríhyrninga.

f) Setjið hvern gúrkuhelming í miðju þríhyrningsins og vefjið tortillu utan um gúrkuna.

g) Meðan þú heldur á tortillu þríhyrningi vafðan um gúrku, ýttu tréspjóti í aðra hliðina og út hina og myndar „bát".

h) Sett á framreiðslubakka.

35. Kókos kjúklingafingur

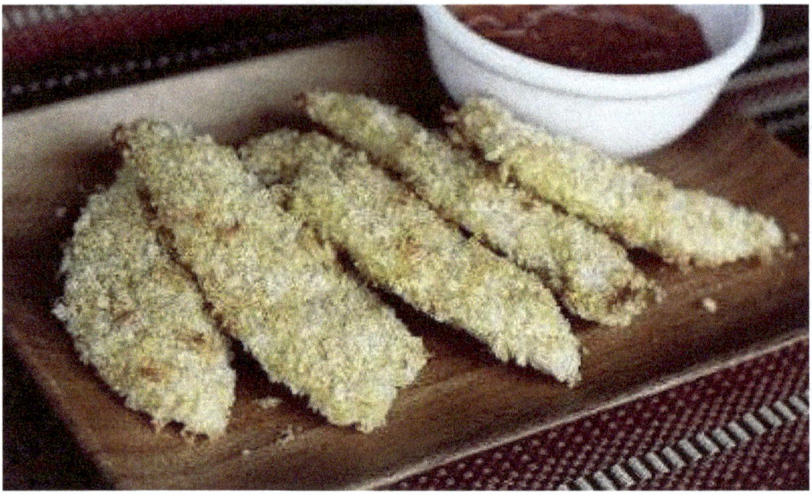

Hráefni

- 1 egg, meðalstórt
- 1 pund af beinlausu, roðlausu kjúklingabrauði
- $\frac{1}{8}$ teskeið af kanil
- 1 bolli ósykrað rifin kókos
- $\frac{1}{2}$ bolli cashew hveiti
- $\frac{1}{4}$ tsk hvítlauksduft
- $\frac{1}{4}$ teskeið salt
- $\frac{1}{4}$ tsk pipar

Leiðbeiningar

a) Forhitið ofninn í 375 □F.

b) Klæðið bökunarplötu með bökunarpappír.

c) Þeytið eggið í skál og setjið til hliðar.

d) Blandið rifnum kókos, kanil, cashew hveiti, hvítlauksdufti, salti og pipar í aðra skál.

e) Dýfðu kjúklingabitunum í eggið og dýfðu síðan í hveitiblönduna.

f) Raðið bökunum á bökunarplötuna, dreift jafnt.

g) Bakið í 15 til 20 mínútur.

h) Berið fram

AÐALRÉTTUR

36. Rjómalöguð Toskana hvítlauks kjúklingur

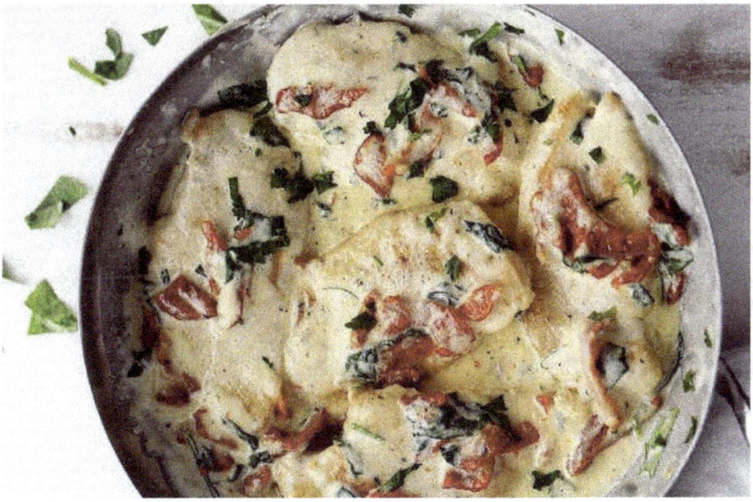

SKAMMAR: 6 SKAMMAR

Hráefni

- $1\frac{1}{2}$ pund beinlausar roðlausar kjúklingabringur þunnar sneiðar
- 2 matskeiðar ólífuolía
- 1 bolli þungur rjómi
- 1/2 bolli kjúklingasoð
- 1 tsk hvítlauksduft
- 1 tsk ítalskt krydd
- 1/2 bolli parmesanostur
- 1 bolli spínat saxað
- 1/2 bolli sólþurrkaðir tómatar

Leiðbeiningar

a) Bætið ólífuolíu í stóra pönnu og eldið kjúklinginn við meðalháan hita í 3-5 mínútur á hvorri hlið eða þar til hann er brúnn á hvorri hlið og eldaður þar til hann er ekki lengur bleikur í miðjunni. Takið kjúklinginn út og setjið til hliðar á disk.

b) Bætið við þungum rjóma, kjúklingasoði, hvítlauksdufti, ítölsku kryddi og parmesanosti. Þeytið við meðalháan hita þar til það byrjar að þykkna.

c) Bætið spínati og sólþurrkuðum tómötum út í og látið malla þar til spínatið fer að visna. Bætið kjúklingnum aftur á pönnuna og berið fram yfir pasta ef vill.

37. Lasagne fyllt spaghetti leiðsögn

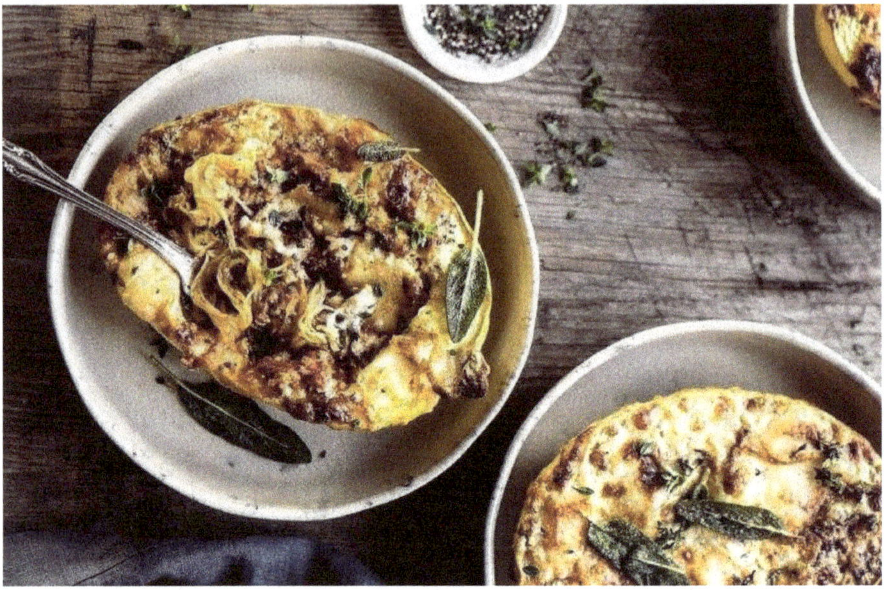

Hráefni

- 1 pund ítalsk pylsa
- 1 spaghetti leiðsögn
- 1 bolli lágkolvetnapastasósa
- 1/4 bolli ricotta
- 1 bolli mozzarella
- 1/4 bolli parmesan
- Salt, pipar, ítalskt krydd - eftir smekk
- Steinselja, skreytið

Leiðbeiningar

a) Skerið squash í tvennt, fjarlægið fræ og setjið skurðhliðina niður í eldfast mót í 1-2 tommu af vatni

b) Bakið við 400 í 45-50 mínútur eða þar til mjúkt

c) Á meðan leiðsögn er að bakast, brúnaðu ítalska pylsu

d) Bætið pastasósu við kjötið og látið malla með kryddi í 10-15 mínútur

e) Fjarlægðu squash og skafðu innan úr squash með gaffli, settu þræðina í blöndunarskálina

f) Blandið saman leiðsögnum með kjötsósu, ricotta, hálfum bolla mozzarella og parmesan

g) Setjið blönduna aftur í leiðsögn eða í eldfast mót og hyljið með afganginum af mozzarella

h) Bakið í 10-15 mínútur þar til osturinn er þykkur og gullinn

i) Skreytið með saxaðri steinselju

38. Grillaður sverðfiskur með Miðjarðarhafsívafi

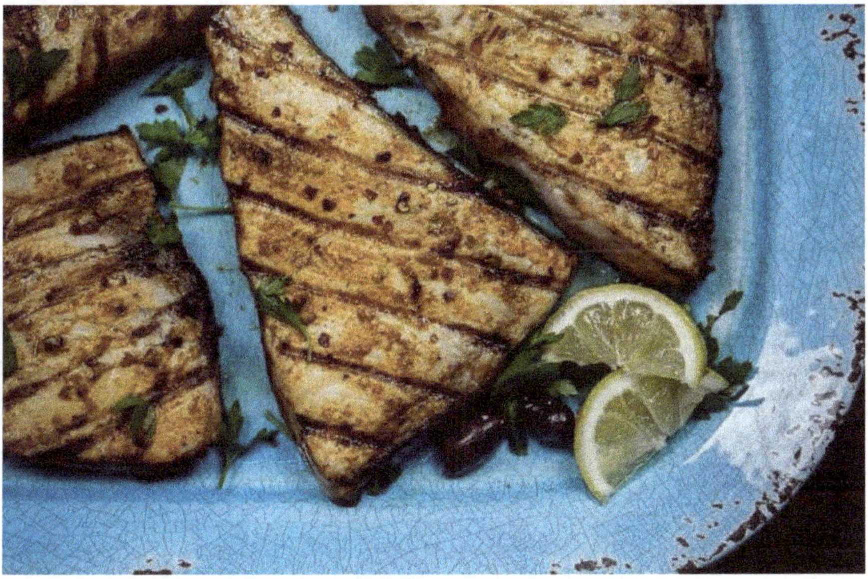

Hráefni

- 6 til 12 hvítlauksrif, afhýdd
- ⅓ bolli extra virgin ólífuolía
- 2 matskeiðar ferskur sítrónusafi, meira til síðar
- 1 tsk kóríander
- ¾ tsk kúmen
- ½ til 1 tsk sæt spænsk paprika
- ¾ teskeið salt
- ½ tsk nýmalaður svartur pipar
- 4 sverðfiskasteikur, um 5 til 6 aura hver, frá sjálfbærum uppruna
- Niðurmulinn rauð paprika, valfrjálst

Leiðbeiningar

a) Blandið hvítlauk, sítrónusafa, ólífuolíu, kryddi, salti og pipar í matvinnsluvél í um það bil þrjár mínútur eða þar til það er vel blandað saman og myndar þykka og slétta marinering.

b) Þurrkaðu sverðfisksteikurnar og settu þær á pönnu (eða fat með hliðum) og berðu marineringunni ríkulega á báðar hliðar og hafðu til hliðar í 15 mínútur eða svo á meðan þú hitar grillið.

c) Forhitið gasgrill á hátt (vertu viss um að smyrja ristina fyrir notkun). Þegar tilbúnar eru fisksteikurnar grillaðar á háum hita í 5 til 6 mínútur á annarri hliðinni, snúið við einu sinni og grillið á hinni hliðinni í 3 mínútur eða svo.

d) Endið með skvettu af ferskum sítrónusafa og stráið af muldum rauðum piparflögum ef þið viljið hita. Njóttu!

39. Granatepli-hlyn gljáðar Lambakótilettur

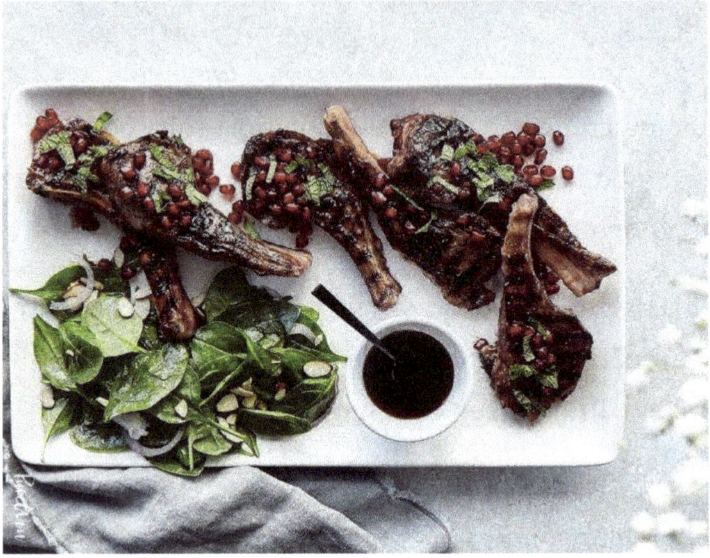

Hráefni

Lambakótilettur

- 2 matskeiðar extra virgin ólífuolía
- 2 matskeiðar granatepli melass
- 2 matskeiðar hlynsíróp
- 1 hvítlauksrif
- ¾ tsk þurrt sinnep
- Tólf 3 aura lambakótilettur
- Kosher salt og nýmalaður svartur pipar
- ¼ bolli söxuð fersk mynta

Salat

- 3 matskeiðar extra virgin ólífuolía
- Safi úr 1 sítrónu
- Kosher salt og nýmalaður svartur pipar
- Einn 4-eyri poki barnaspínat
- ⅓ bolli gróft rifin myntulauf
- ½ rauðlaukur, þunnt sneið
- ½ bolli granatepli fræ

- 1 bolli sneiðar möndlur, ristaðar

Leiðbeiningar

a) GERÐU LAMBAKOTELTIN: Hitaðu grillið eða grillpönnu við háan hita.

b) Þeytið saman ólífuolíu, granatepli melassa og hlynsíróp í lítilli skál. Rífið hvítlaukinn út í blönduna og bætið þurra sinnepinu út í; þeyta til að sameina.

c) Kryddið lambakóteleturnar með salti og pipar. Penslið ríkulega báðar hliðar hverrar lambakótelettu með gljáanum og geymið auka gljáa. Unnið í lotum, grillið lambakótilletturnar þar til þær eru vel kolnar, snúið einu sinni og penslið með fráteknum gljáa, um það bil 4 mínútur á hlið. Tjaldið með álpappír og látið hvíla á meðan þið búið til salatið.

d) GERÐU SALATIÐ: Þeytið saman ólífuolíu og sítrónusafa í stórri skál; kryddið með salti og pipar eftir smekk. Blandið spínati, myntulaufum, rauðlauk, granateplafræjum og möndlum út í.

e) Skreytið lambakótilletturnar með saxaðri myntu og berið fram með salatinu.

40. Sverðfiskur með muldum ólífum og oregano

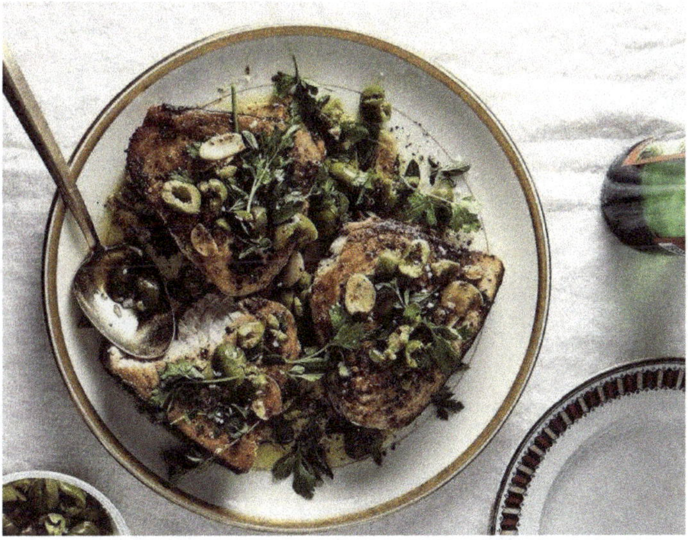

6 skammtar

Hráefni

- 2 bollar Castelvetrano ólífur (eða álíka mildar grænar ólífur), malaðar og muldar
- 2 matskeiðar hvítvínsedik eða ferskur sítrónusafi
- Lauf af 6 greinum fersku oregano eða marjoram
- $\frac{1}{4}$ bolli auk 2 matskeiðar ólífuolía, skipt
- Kosher salt og nýmalaður svartur pipar
- 3 eða 4 sverðfiskasteikur (8 til 10 aura hver), 1 til $1\frac{1}{4}$ tommur þykk
- 2 hvítlauksgeirar, þunnar sneiðar
- $\frac{1}{4}$ bolli fersk steinseljulauf, mjúk laufblöð og stilkar
- 2 sítrónur, helmingaðar, til framreiðslu

Leiðbeiningar

a) Í meðalstórri skál, blandið saman ólífum, ediki, helmingi oregano laufanna og $\frac{1}{4}$ bolla af ólífuolíu. Kryddið með salti og pipar og látið standa á meðan þið eldið sverðfiskinn.

b) Kryddið sverðfiskinn með salti og pipar. Hitið hinar 2 matskeiðar ólífuolíu í mjög stórri pönnu yfir miðlungshita.

c) Vinnið í lotum ef þörf krefur, bætið sverðfisksteikunum út í og passið að það sé smá bil á milli þeirra. Eldið þar til steikurnar eru djúpar gullbrúnar á annarri hliðinni, 5 til 7 mínútur. Notaðu fiskspaða eða venjulegan spaða, snúðu steikunum við og eldaðu þar til þær eru jafn gullinbrúnar á hinni hliðinni, aðrar 4 til 6 mínútur.

d) Færið fiskinn yfir á stórt framreiðsludisk eða eldfast mót. Bætið hvítlauknum á pönnuna og eldið þar til hann er aðeins mjúkur, 1 eða 2 mínútur. Bætið ólífublöndunni út í og takið af hellunni.

e) Hellið smá af ólífublöndunni yfir sverðfiskinn og látið standa í nokkrar mínútur til að leyfa sósunni að marinerast og kynnast fiskinum í alvörunni.

f) Stráið steinseljunni og afganginum af oregano yfir og berið fram með auka ólífublöndu og sítrónuhelmingunum til að kreista yfir.

41. Lax Harissa jógúrt

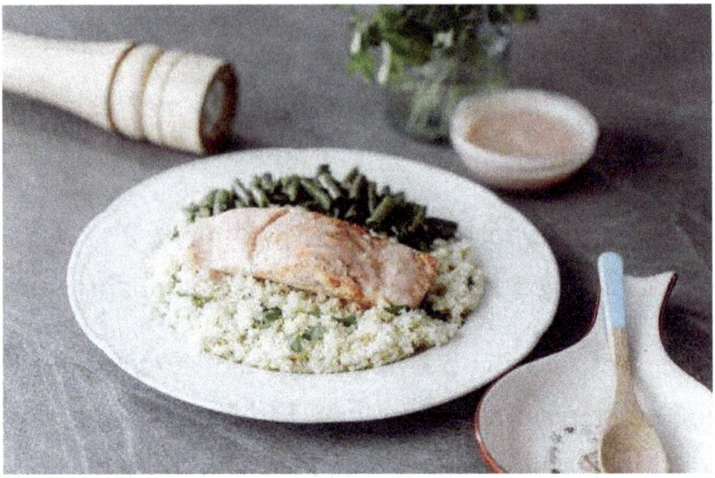

Hráefni

- 50 g kúskús
- 2 matskeiðar sultana
- 1 tsk malaður kanill, auk klípa
- 200ml heitt grœnmetiskraftur
- 1 matskeið hunang
- 1 matskeið ólífuolía
- 2 laxaflök
- 1 matskeið harissa mauk
- 170 g grísk jógúrt

Leiðbeiningar

a) Hitið grillið. Setjið kúskús, sultana, mest af kóríander, 1 tsk kanil og krydd í skál. Hellið heitu grœnmetiskrafti yfir og setjið til hliðar í 5 mínútur.

b) Blandið saman kanil, hunangi og olíu. Setjið lax á bökunarplötu, dreifið yfir hunangsblönduna og kryddið. Eldið undir grilli í 8 mínútur þar til fiskurinn er eldaður í gegn.

c) Hrœrið harissa og jógúrt saman við. Þeytið kúskúsið upp með gaffli og berið fram með fiskinum og jógúrtinum.

42. Moussaka

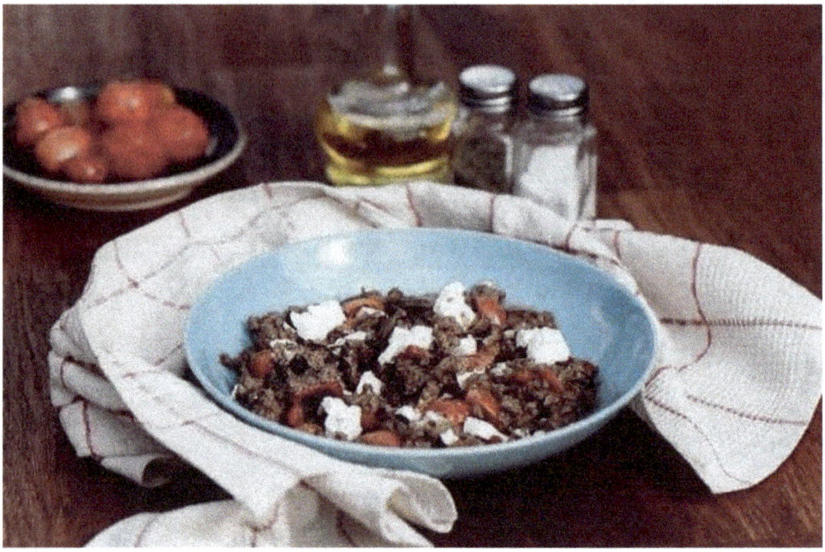

Hráefni

- 1 matskeið ólífuolía
- 1 laukur, smátt saxaður
- 2 hvítlauksgeirar, smátt saxaðir
- 500 g magurt nautahakk
- 1 eggaldin
- 2 matskeiðar tómatpuré
- 2 tsk malaður kanill
- 200g pakki fetaostur, mulinn
- Fersk mynta
- Brúnt brauð, til að bera fram (valfrjálst)

Leiðbeiningar

a) Hitið olíuna á pönnu. Bætið lauknum og hvítlauknum út í og steikið þar til það er mjúkt. Bætið hakkinu út í og steikið í 3-4 mínútur þar til það er brúnt.

b) Hellið tómötunum á pönnuna og hrærið tómatmaukinu og kanilnum saman við og kryddið síðan. Leyfið hakkinu að malla í 20 mínútur. Bætið eggaldinum út í hálfa leið.

c) Stráið feta og þurrkaðri myntu yfir hakkið. Berið fram með ristuðu brauði.

43. Grískt salat

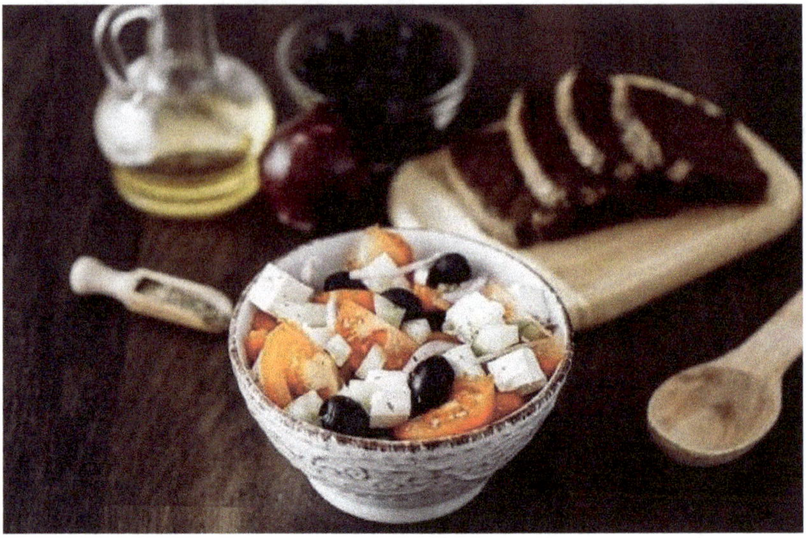

Hráefni

- 120 g tómatar, skornir í fjórða
- 1 agúrka, afhýdd, fræhreinsuð og síðan grófsaxuð
- ½ rauðlaukur, þunnt sneið
- 16 Kalamata ólífur
- 1 tsk þurrkað oregano
- 50 g fetaostur, mulinn
- 2 matskeiðar ólífuolía

Leiðbeiningar

a) Setjið allt hráefnið í stóra skál og kryddið létt.

b) Berið fram með grófu brauði (má sleppa)

44. Grillaðar eggaldinsneiðar með hummus

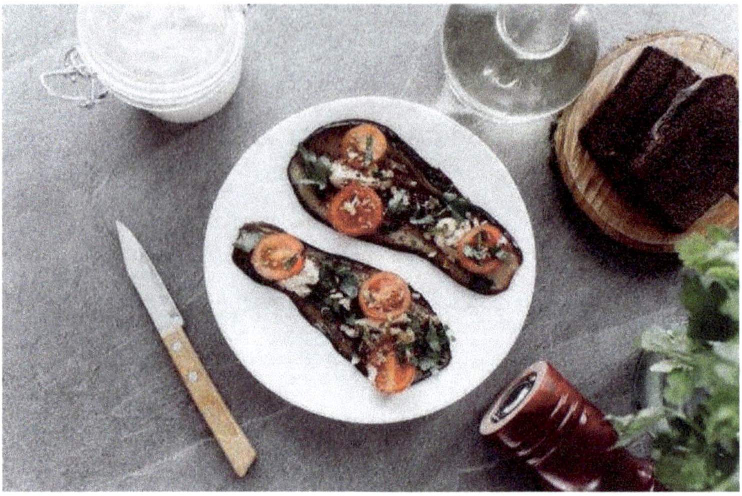

Hráefni

- 1 eggaldin, skorið langsum
- 2 matskeiðar ólífuolía
- 2 sneiðar brúnt brauð
- 150 g hummus
- 50 g valhnetur, ristaðar
- 40 g steinselja, blöð saxuð
- 100 g kirsuberjatómatar, skornir í fjórða
- safi ½ sítróna

Leiðbeiningar

a) Leggið eggaldin á bökunarplötu. Bætið ólífuolíu út í og kryddið síðan. Grillið í 15 mínútur, snúið tvisvar þar til eldað í gegn. Þeytið brauð í mola.

b) Smyrjið hummus á eggaldinsneiðar. Hellið brauðmylsnu á disk og þrýstið síðan hummushliðinni á eggaldininu ofan í molana til að hjúpa. Grillið aftur í 3 mínútur. þar til gullið.

c) Bætið valhnetum, steinselju og tómötum í skál, kryddið, bætið síðan við sítrónusafa. Berið fram með salati.

45. Kjúklinga- og ferskjasamruni

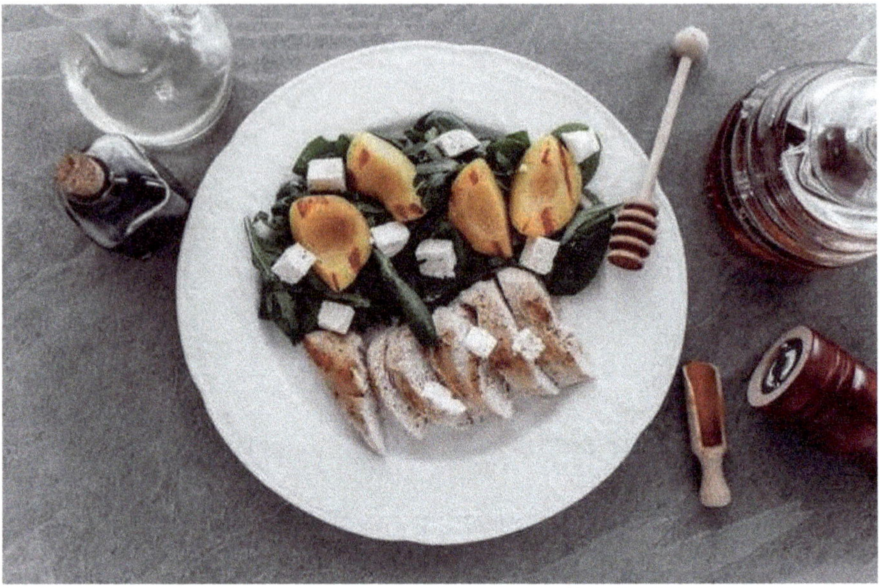

Hráefni

- 200 g kjúklingabringur
- 2 matskeiðar ólífuolía
- 2 þroskaðar ferskjur, grýttar og skornar í fernt
- 2 tsk rauðvínsedik
- $\frac{1}{2}$ matskeið glært hunang
- $\frac{1}{2}$ rautt chilli, smátt saxað
- 55g poki kryddjurtasalat
- 50 g fetaostur, mulinn
- Spergilkál/grænar baunir til að bera fram (valfrjálst)

Leiðbeiningar

a) Hitið pönnu. Setjið kjúklinginn í $\frac{1}{2}$ matskeið af olíu og kryddið. Eldið í 3-4 mínútur á hvorri hlið þar til það er eldað í gegn. Bætið á disk.

b) Setjið ferskjusneiðar í $\frac{1}{2}$ matskeið olíu með svörtum pipar. Grillið í 1-2 mínútur á hvorri hlið.

c) Blandið saman afganginum af ólífuolíu, ediki, hunangi og chilli. Hrærið salatblöðunum saman við. Raðið kjúklingnum með ferskjusneiðunum ofan á og stráið fetaost yfir áður en það er borið fram.

46. Kolvetnasnautt kjúklingakarrí

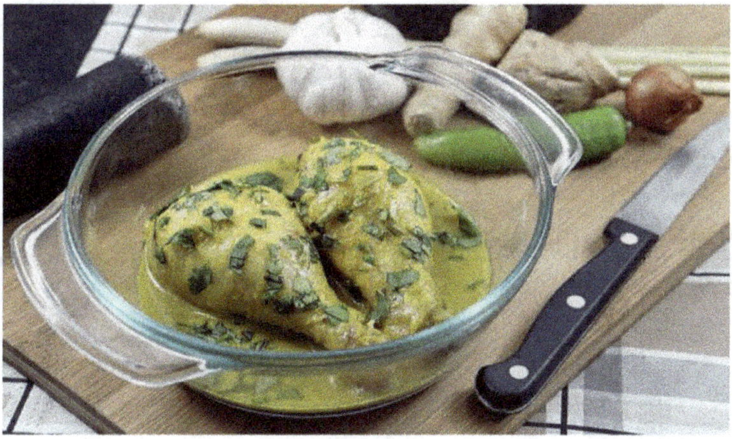

Gerir 3

Hráefni

- 2 matskeiðar kókosolía
- 5 tommu engifer
- 1 meðalstór grœnn chilli
- 2 litlir skallottarlaukar
- 2 hvítlauksgeirar
- 2 tsk túrmerikduft
- 1 stilkur sítrónugras
- 1/2 bolli Kókosmjólk
- 1/2 bolli Vatn
- 6 litlar kjúklingastangir
- 1/2 tsk Salt
- 1 matskeið cilantro, saxað

Leiðbeiningar

a) Maukið engifer, grœnan chili , skalottlauka og hvítlauksgeira í stöpli og mortéli eða blandara.

b) Hitið kókosolíu á miðlungs-háum mat og bœtið við muldu hráefninu . Kíkið í 3 mínútur.

c) Bœtið við túrmerikdufti og möluðu sítrónugrasi.

d) Blandið kjúklingnum saman við.

e) Bœtið við kókosmjólkinni og vatni. Kryddið með salti og látið malla í um 20 mínútur.

f) Berið fram með strái af Cilantro!

47. Kjúklingur kúrbítnúðlur _

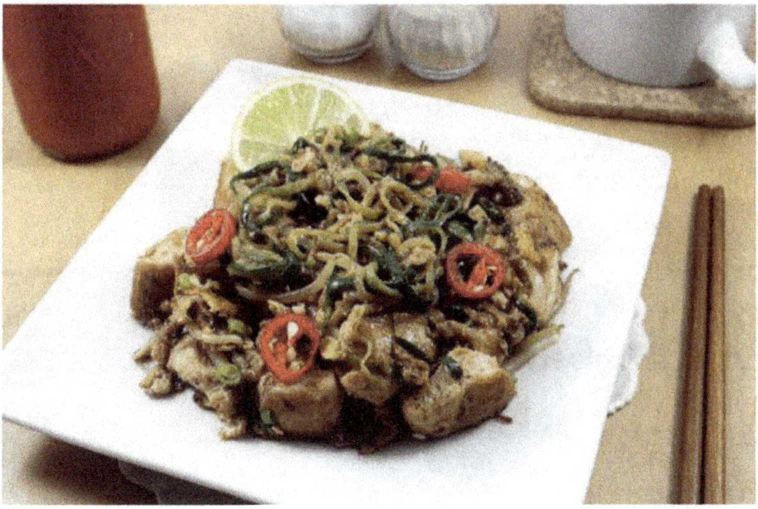

Gerir 1

Hráefni

- 1/2 tsk karrýduft
- 5 únsur. Kjúklingalœri, skorið í bita e stœrðir
- 1 matskeið Kókosolía
- 1 stilkur vorlaukur
- 1 hvítlauksgeiri
- 5 únsur. Kúrbít, spíralsett
- 1 tsk sojasósa
- 1/2 tsk ostrusósa
- 1/8 tsk hvítur pipar
- 1 tsk lime safi
- Rautt chili , saxað
- Salt og pipar eftir smekk

Leiðbeiningar

a) Byrjið á því að krydda kjúklinginn með karrýdufti og smá salti og pipar .

b) Blandið saman sojasósu, ostrusósu og hvítum pipar til að búa til sósuna.

c) Eldið kryddaðan kjúkling á pönnu með kókosolíu . Settu til hliðar í smá stund.

d) Notaðu sömu pönnu til að sauma vorlauk, saxaðan hvítlauk og bœta kúrbítnúðlum á pönnuna .

e) Hellið sósunni út í og blandið vel saman. Dragðu úr þar til aðeins lítið magn af vökva er eftir.

f) Hrœrið bitunum af steiktum kjúklingi saman við.

48. Lax með estragon dill ed sósu

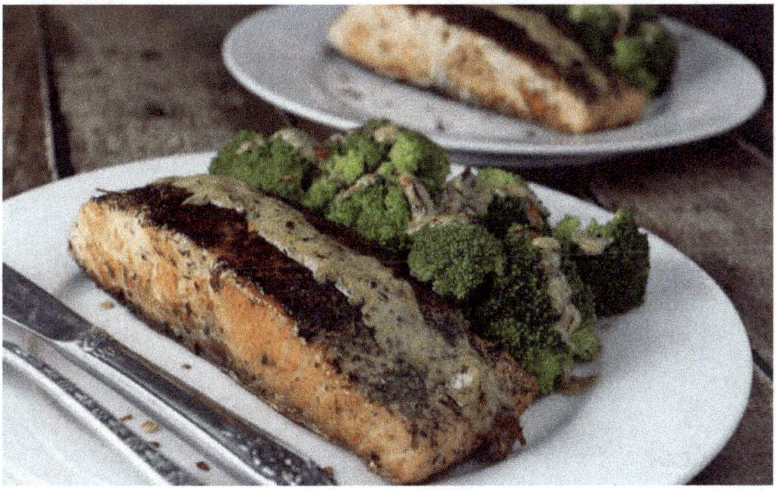

Gerir 2

Laxaflök

- 1 1/2 pund laxaflök
- 3/4-1 tsk Þurrkaður estragon
- 3/4-1 tsk Þurrkað Dill Gras
- 1 msk andafita
- Salt og pipar eftir smekk

Rjómasósa

- 2 matskeiðar vegan smjör
- 1/4 bolli Vegan Heavy Cream
- 1/2 tsk Þurrkaður estragon
- 1/2 tsk þurrkað dill illgresi
- Salt og pipar eftir smekk

Leiðbeiningar

a) Kryddið fiskinn með estragon, dillgresi og salti og pipar. Snúðu hýðinu við og kryddaðu bara með salti og pipar.
b) Í keramiksteypujárni pönnu, bræðið andafitu yfir miðlungshita. Þegar pannan er hituð er laxinn settur með roðhliðinni niður.
c) Eldið laxinn í 4-6 mínútur, eða þar til hýðið er stökkt. Lækkið hitann í lágan og snúið laxinum við þegar hýðið er orðið stökkt.
d) Eldið fiskinn þar til hann nær tilætluðum steikingu.
e) Takið laxinn af pönnunni og setjið hann á disk. Leyfið smjörinu og kryddinu að brúnast á pönnunni. Þegar smjörið hefur brúnast er rjómanum bætt út í og öllu hrært saman. Berið fram með spergilkáli og rjómasósunni.

49. Kúrbítsnúðlur með parmesan

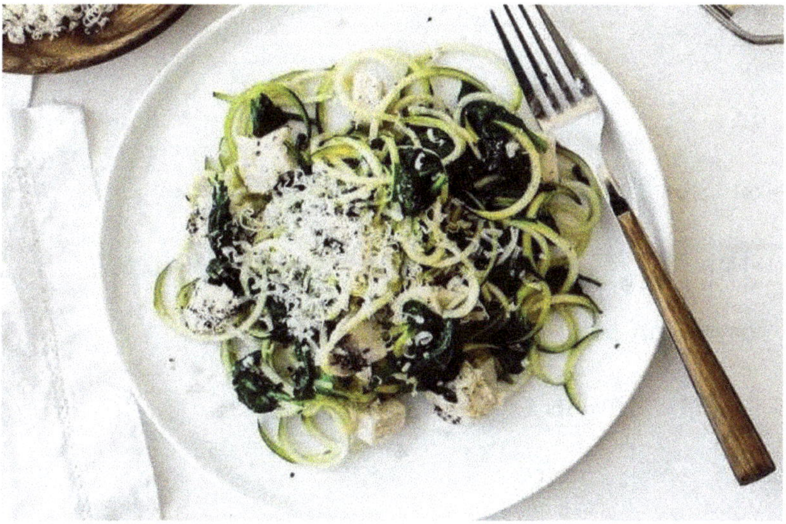

Gerir 2

Hráefni

- 2 meðalstór kúrbít
- 2 matskeiðar smjör
- 3 stór hvítlauksrif, söxuð
- 3/4 bolli parmesan ostur
- kosher salt, eftir smekk
- svartur pipar, eftir smekk
- 1/4 tsk rauðar chili flögur

Leiðbeiningar

a) Skerið kúrbít í spírala eða núðluþræði með því að nota grænmetisspiralizer eða julienne skrælara. Setjið núðlur til hliðar.

b) Hitið stóra pönnu á meðalháum hita. Bræðið smjör, bætið síðan hvítlauk út í. Eldið hvítlauk þar til hann er ilmandi og hálfgagnsær, um það bil 30 sekúndur.

c) Bætið kúrbítsnúðlum út í og eldið þar til þær eru mjúkar, um 3-5 mínútur.

d) Takið pönnuna af hellunni, bætið parmesanosti út í og kryddið með salti og pipar eftir smekk.

e) Bætið við chil i flögum og berið svo fram volgar.

50. Keto reyktur lax og avókadó

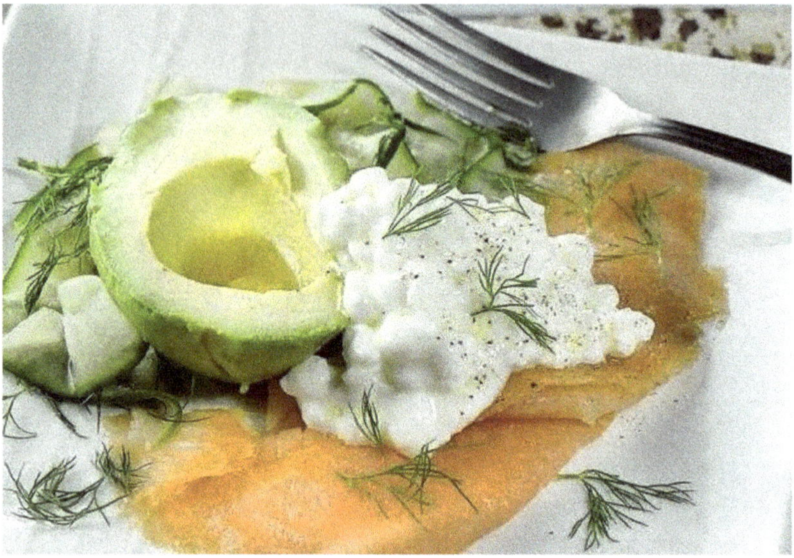

Gerir 2 skammta

Hráefni

- 8 únsur. Reyktur lax
- 2 avókadó
- 2 matskeiðar majónesi
- salt og pipar

Leiðbeiningar

a) Kljúfið avókadóið í tvennt, fjarlægið holuna og ausið avókadóbitana úr með skeið. Setjið á disk.

b) Bætið laxi og ríflegum ögn af majónesi á diskinn.

c) Toppið með nýmöluðum svörtum pipar og stráið af sjávarsalti.

51. Keto kung pao kjúklingur

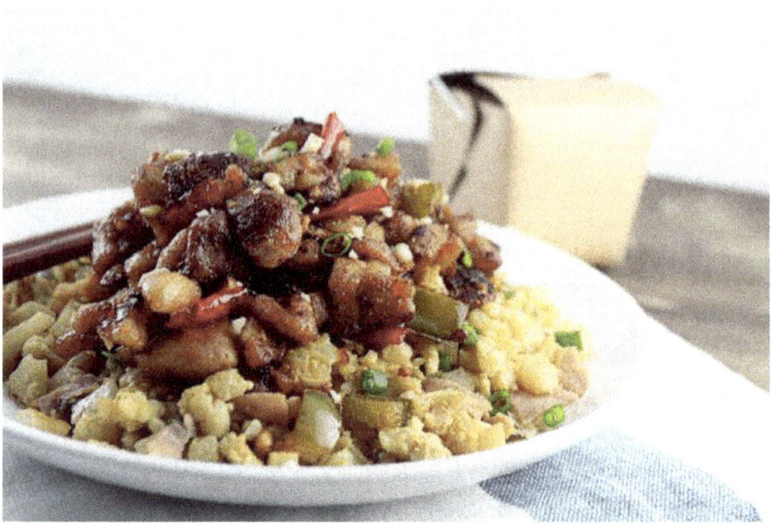

Gerir 2 skammta

Hráefni

- 2 meðalstór beinlaus kjúklingalæri , skorin í hæfilega stóra bita
- 1 tsk malað engifer
- Salt og pipar eftir smekk
- 1/4 bolli jarðhnetur
- 1/2 meðalstór grænn pipar , skorinn í teninga
- 2 stórir vorlaukar , saxaðir
- 4 rauðir fuglsauga chili , fræhreinsaðir

Sósan

- 1 matskeið sojasósa
- 2 matskeiðar Chi li li hvítlauksmauk
- 1 matskeið minnkaður sykur
- 1 matskeið Tómatsósa
- 2 tsk sesamolía
- 1/2 tsk Maple extract
- 10 dropar Liquid Stevia

Leiðbeiningar

a) Til að búa til sósuna : Bætið öllu hráefninu í stóra hrærivélaskál og blandið vandlega saman.

b) Kryddið kjúklinginn með salti, pipar og möluðum engifer .

c) Hitið pönnu yfir meðalháan hita og bætið kjúklingnum út í þegar hann er orðinn mjög heitur. Eldið þar til kjúklingurinn er gullinbrúnn.

d) Þegar kjúklingurinn er brúnaður, bætið þá hnetunum og grænmetinu út í og haltu áfram að malla í nokkrar mínútur í viðbót.

e) Hellið sósunni á pönnuna og leyfið henni að minnka aðeins.

f) Berið fram með uppáhalds keto meðlæti.

52. Keto Goan kræklingur

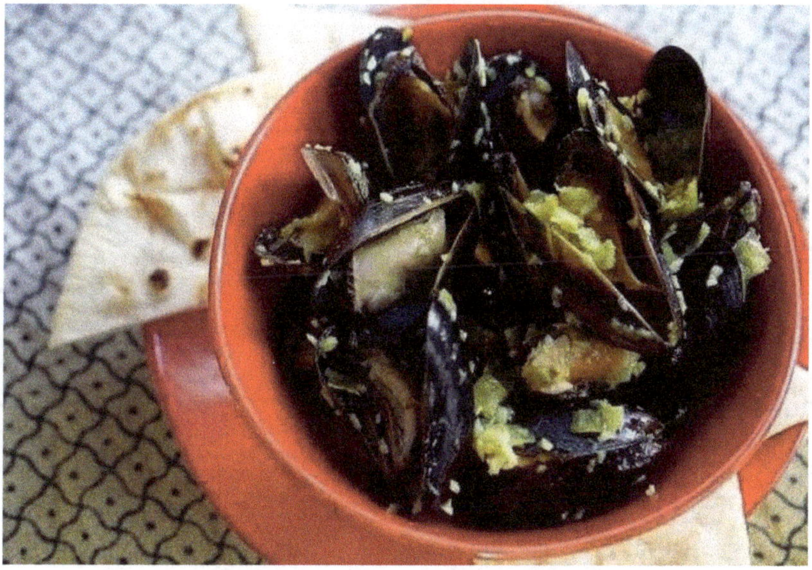

Gerir 4

Hráefni

- 1 kg ferskur kræklingur , hreinsaður
- sólblómaolía, til steikingar
- 1 laukur, saxaður
- engifer á stærð við þumalfingur, rifinn
- 4 hvítlauksrif, mulin
- 2 grænir chili, saxaðir
- 1 tsk svart sinnepsfræ
- ½ tsk malað túrmerik
- 2 tsk malað kúmen
- 2 tsk malað kóríander
- 400ml kókosmjólk
- kóríander greinar, til að bera fram
- limebátar, til að bera fram

Leiðbeiningar

a) Hitið olíuna í potti.

b) Steikið laukinn þar til hann er mjög ljósbrúnn, bætið þá engiferinu, hvítlauknum, chili, kryddi, dágóðri klípu af salti og pipar mala saman við. Eldið í 2-3 mínútur þar til það er ilmandi og ristað.

c) Hellið kókosmjólkinni út í og látið suðuna koma upp og látið malla í nokkrar mínútur til að allt blandist saman.

d) Hellið kræklingnum í fatið, setjið lok á, hækkið hitann í hámark og látið sjóða í 3-4 mínútur þar til kræklingurinn hefur nýlega opnast.

e) Dreifið kóríandergreinunum yfir og berið fram með limebátum til að kreista yfir.

53. Keto kókos kjúklingaboð

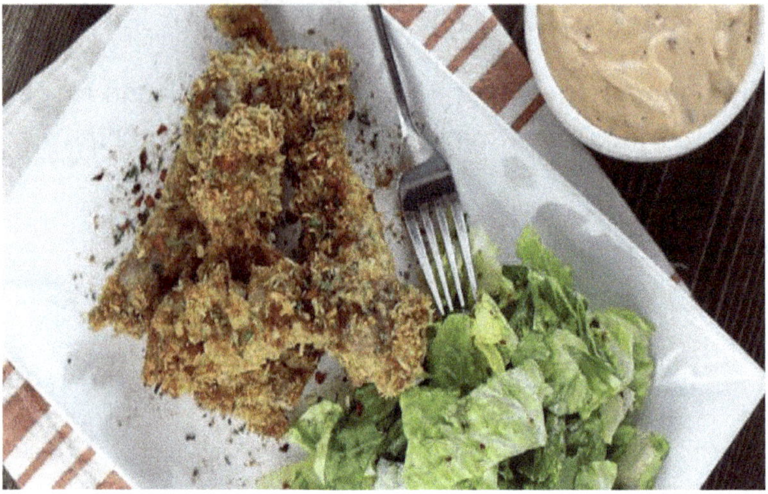

Gerir 5

Hráefni

- 24 únsur. Kjúklingalæri, skorið í strimla
- 1 bolli möndlujógúrt
- 1/2 bolli möndlumjöl
- 1/2 bolli ósykrað rifin kókos
- 2 tsk karrýduft
- 1/2 tsk kóríander
- 1/4 tsk hvítlauksduft
- 1/4 tsk Laukurduft
- Salt og pipar eftir smekk

Leiðbeiningar

a) Forhitið ofninn í 400 gráður Fahrenheit.

b) Setjið möndlumjöl , rifna kókos og krydd í stóran plastpoka sem hægt er að loka aftur.

c) Dýfðu kjúklingnum í möndlujógúrtina og settu síðan í pokann. S eal og hrista.

d) Setjið kjúklinginn á vírgrind til að kólna.

e) Bakið í 20 mínútur á efstu hillu ofnsins.

f) Þegar kjúklingurinn er tilbúinn skaltu taka hann úr ofninum og bera fram strax með ketósósu.

54. Shiitake og C heese hamborgarapottréttur

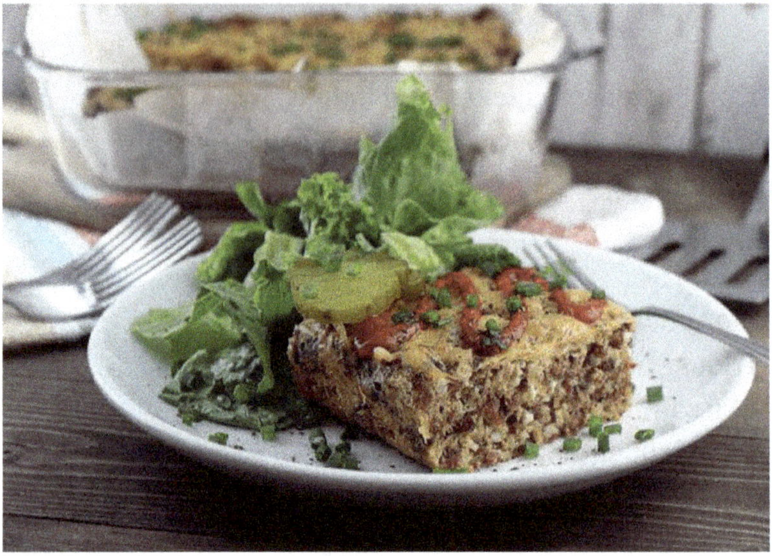

Gerir 6 skammta

Hráefni

- 1 pund nautahakk (80/20)
- 4 únsur. Shiitake sveppir, skornir í sneiðar
- 1/2 bolli möndlumjöl
- 3 bollar saxað blómkál
- 1 matskeið Chia fræ
- 1/2 tsk hvítlauksduft
- 1/2 tsk Laukurduft
- 2 matskeiðar minnkaður sykur
- Tómatsósa
- 1 matskeið Dijon sinnep
- 2 matskeiðar majónesi
- 4 únsur. Cheddar ostur
- Salt og pipar eftir smekk

Leiðbeiningar

a) Forhitið ofninn í 350 gráður Fahrenheit.

b) Blandið öllu hráefninu og helmingnum af cheddarostinum saman í stóra blöndunarskál.

c) Hellið blöndunni í bökunarpappírsklædda 9x9 bökunarform. Stráið þá helmingnum sem eftir er af cheddarostinum ofan á.

d) Bakið í 20 mínútur á efstu grind.

e) Berið fram með viðbótaráleggi eftir að hafa verið sneið.

55. Keto S sama nautakjöt

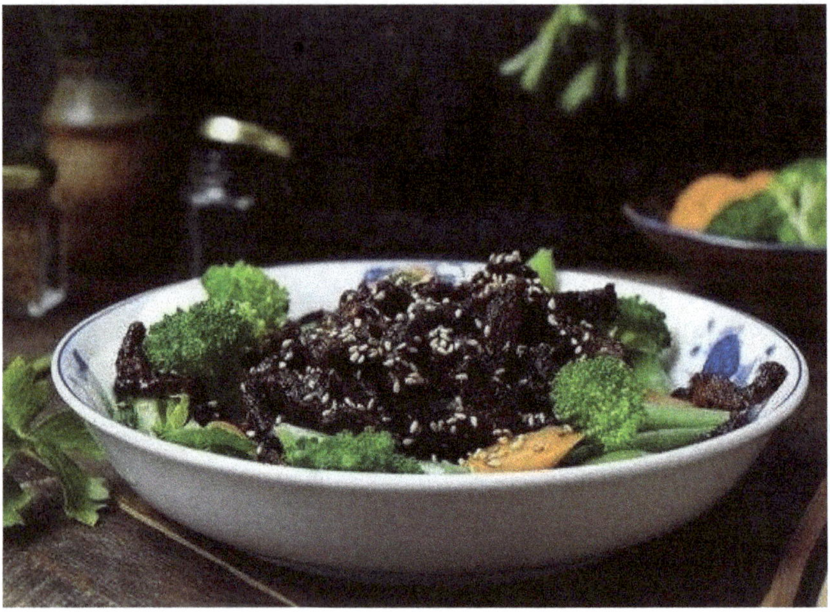

Gerir 4

Hráefni

- 1 meðalstór Daikon radísa, spíralsett
- 1 lb. Rib eye steik, sneið í $\frac{1}{4}$" ræmur
- 1 matskeið kókosmjöl
- 1/2 tsk Guar Gum
- 4 matskeiðar sojasósa
- 1 tsk sesamolía
- 1 tsk ostrusósa
- 1 tsk Sriracha eða Sambal Olek
- $\frac{1}{2}$ tsk rauð piparflögur
- 1 matskeið ristað sesamfræ
- $\frac{1}{2}$ meðalstór rauð paprika, skorin í þunnar strimla
- $\frac{1}{2}$ meðalstór Jalapeño pipar, skorinn í þunna hringa
- 1 meðalstór grænn laukur, saxaður
- 1 hvítlauksgeiri, saxaður
- 1 tsk engifer, hakkað
- 7 dropar Liquid Stevia
- Olía til steikingar

Leiðbeiningar

a) Blandið saman sojasósu, ostrusósu, sesamolíu, stevíu og sriracha í skál. Hellið sesamfræjunum og rauðum piparflögum út í.

b) Í blöndunarrétti, kastaðu rib eye steikinni með kókosmjölinu og Guar gum.

c) Hitið olíuna á wok pönnu. Bætið hvítlauknum, engiferinu og rauðpiparstrimlunum út í og eldið í 2 mínútur. Bætið nautakjötsstrimlunum saman við sósuna, hrærið til að blandast saman.

d) Eldið í 8 mínútur í viðbót fyrir medium-rare, lengur ef vill .

e) Berið fram með Radish núðlum, hluta af sesamnautakjöti og jalapeñosneiðum eða grænum lauk sem skraut.

56. G ristuð keto stutt rif

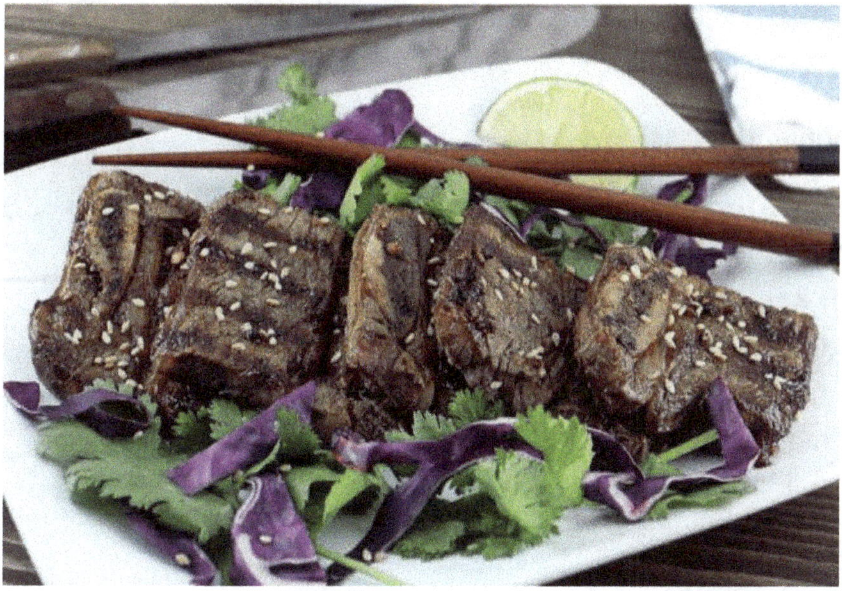

Gerir 4

Hráefni

Rif og Marinade

- 6 stór nautastort rif
- 1/4 bolli sojasósa
- 2 matskeiðar fiskisósa

Spice Rub

- 1 tsk malað engifer
- 1/2 tsk Laukurduft
- 1/2 tsk hakkaður hvítlaukur
- 1/2 tsk rauð piparflögur
- 1/2 tsk sesamfræ
- 1/4 tsk Kardimommur
- 1 matskeið Salt

Leiðbeiningar

a) Blandið saman sojasósunni og fiskisósu í blöndunarskál. Setjið í stutt rifin.

b) Blandið saman kryddnuddinu Hráefni.

c) Fjarlægðu rifin og klæddu síðan báðar hliðar rifsins með kryddblöndunni.

d) Forhitaðu grillið þitt og byrjaðu að elda rifin! Það fer eftir þykkt, um 3-5 mínútur á hlið.

e) Berið fram með grænmeti eða meðlæti að eigin vali.

57. Keto grillað grænmeti

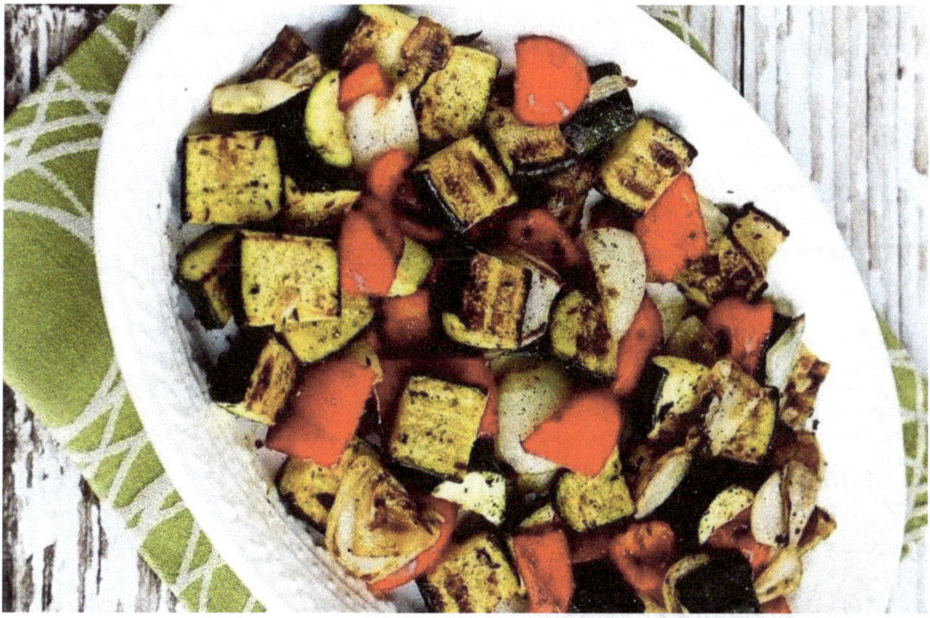

Gerir 6 skammta

Hráefni

- 2 meðalstór kúrbít
- 8 aura sveppir
- 2 paprikur
- 4 matskeiðar avókadóolía
- 1/2 tsk þurrkað oregano
- 1/2 tsk þurrkuð basil
- 1/4 tsk hvítlauksduft
- 1/2 tsk þurrkað rósmarín

Leiðbeiningar

a) Þvoið kúrbítinn, skerið endana af og skerið þá í um það bil 1/4 tommu þykka planka.

b) Þvoið sveppina og fjarlægið stilkendana ef vill.

c) Þvoðu paprikuna og fjarlægðu fræin. Skerið paprikuna í þriðju eða jafnvel í tvennt.

d) Blandið olíunni saman við þurrkað krydd.

e) Kasta grænmetinu með marineringunni og látið standa í 10 mínútur eða lengur á meðan þú hitar grillið.

f) Grillaðu grænmetið við frekar heitan hita. Eldið grænmetið þar til það er mjúkt-stökkt og berið fram!

58. Tuscan Grilled R i b auga

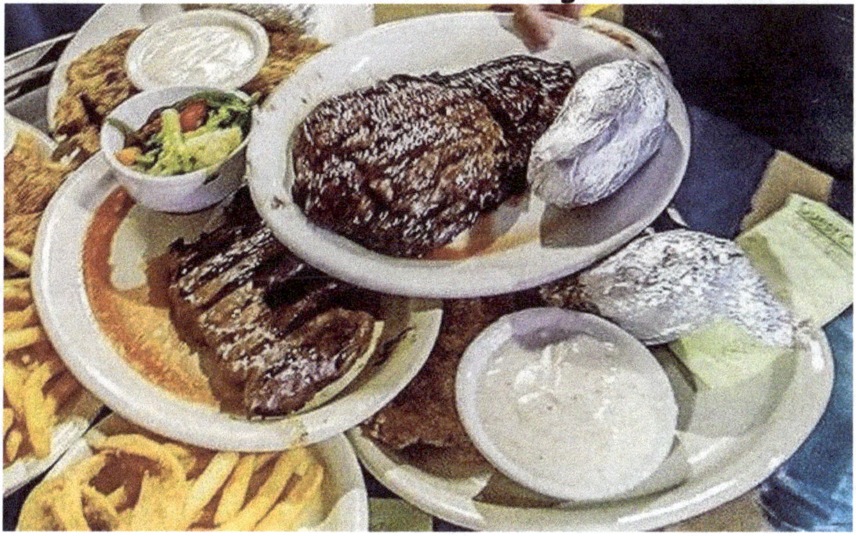

Gerir 2

Hráefni

- 2 rib eye steikur
- 2 matskeiðar saxað ferskt rósmarín
- 2 hvítlauksgeirar, saxaðir
- 1/4 bolli extra virgin ólífuolía
- 3 matskeiðar balsamik edik
- 1 tsk kosher salt
- 1/2 tsk svartur pipar

Leiðbeiningar

a) Í lítilli skál, þeytið saman rósmarín, hvítlauk, olíu, edik, salt og pipar.

b) steikurnar og marinadeblönduna í plastpoka sem hægt er að loka aftur .

c) Lokaðu , hristu og láttu standa í 10 mínútur.

d) G rill 4-6 mínútur á hvorri hlið fyrir medium-rare.

59. Keto Kjötbollur teini

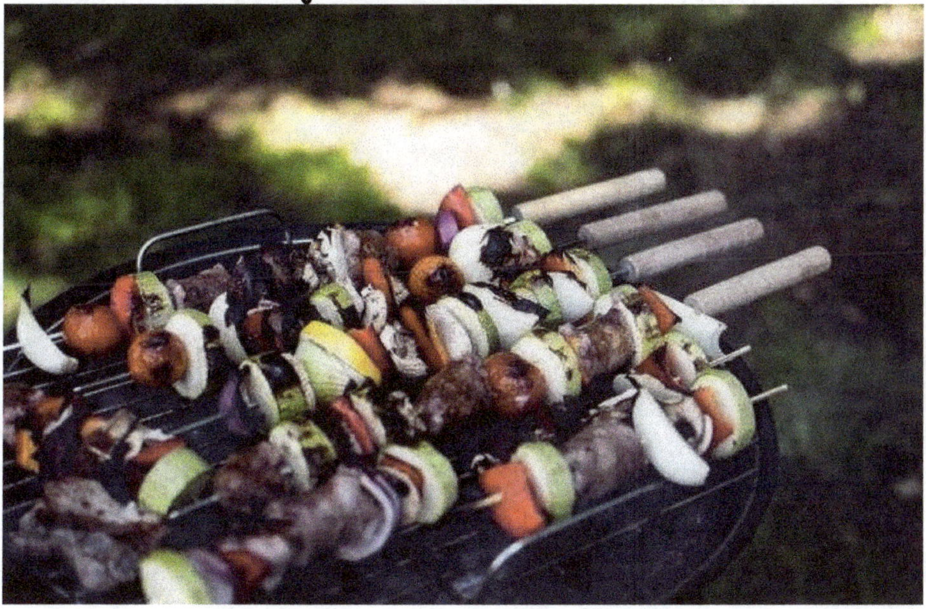

Gerir 6 teini

Hráefni

Fyrir kjötbollurnar:

- 1 pund nautahakk (80/20)
- 1 egg
- 1/4 bolli möndlumjöl
- 1 tsk hakkað engifer
- 1/2 tsk sesamolía
- 1 1/2 matskeið glútenlaus sojasósa
- 1/4 bolli laukur, saxaður

Fyrir sósuna:

- 1 msk glútenlaus sojasósa
- 2 matskeiðar smjör, brætt
- 1 tsk sesamolía
- 2 matskeiðar af kornuðum sykri
- 1/4 tsk hvítlauksduft
- Fyrir teini:
- 1 lítill kúrbít , skorinn langsum í 1 tommu sneiðar
- 1/2 lítill rauðlaukur , skorinn í 1 tommu bita.

- 6 meðalstórir cremini sveppir , skornir í tvennt

Leiðbeiningar

Fyrir kjötbollurnar:

a) Blandið öllu kjötbolluhráefninu saman í meðalstórri blöndunarskál og blandið vel saman. Búið til um 18 kjötbollur úr blöndunni.

b) Steikið kjötbollurnar í eina eða tvær mínútur á hvorri hlið á upphitaðri pönnu þar til þær eru nógu harðar til að stífna þær.

c) **hráefni** sósunnar saman í lítilli blöndunarskál þar til hún er mjúk.

Fyrir teini:

d) Setjið þrjár kjötbollur, tvo sveppahelminga, nokkra laukhluta og tvo kúrbítshluta á hvern af sex löngum teinum.

e) Penslið allar hliðar teinanna vel með sósunni .

f) Grillið í um það bil 2 mínútur á hvorri hlið við háan hita, eða þar til grænmetið er eldað að eigin vali og kjötbollurnar fullgerðar.

60. Keto Lambakótilettur á grillinu

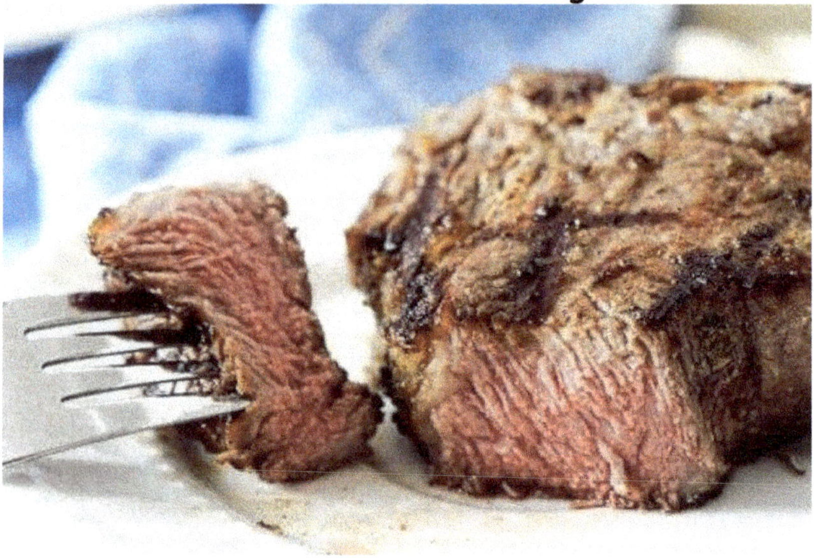

Gerir 8

Hráefni

- 3 pund. af lambalærakótilettum , 3/4 tommur á þykkt

Marinade

- 1/4 bolli af hvítvínsediki
- 1/2 bolli af ólífuolíu
- 1 tsk af oregano
- 1/2 teskeið af salti
- 1/4 teskeið af pipar
- 2 hvítlauksrif, mulin
- börkur af 1 sítrónu
- safi úr 2 sítrónum

Leiðbeiningar

a) Blandið öllu hráefninu í marineringuna **saman** í blöndunarskál. Setjið kóteletturnar í stóran poka með marineringunni og innsiglið pokann.

b) Hrærið marineringunni út í kótelletturnar með höndunum .

c) Takið út og grillið lambakóteleturnar í 5-6 mínútur á hvorri hlið e, 135°F fyrir medium rare.

61. Pipar basil pizza

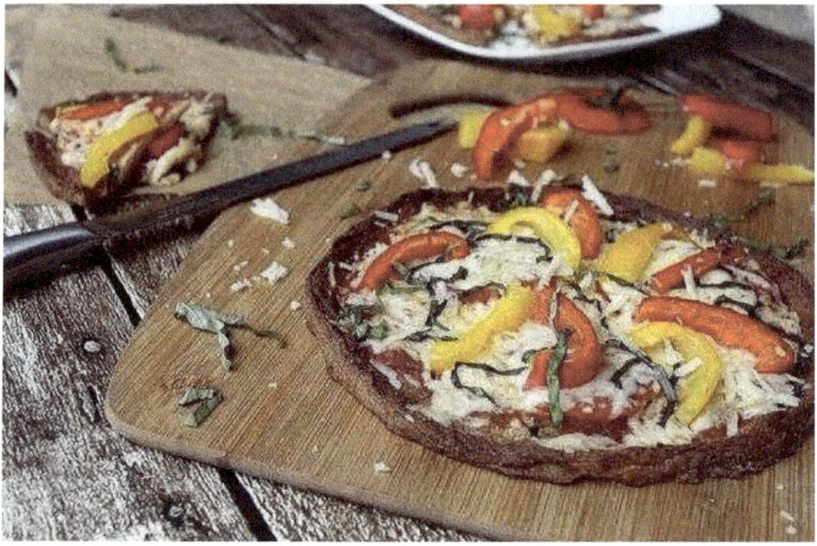

Hráefni

Pizzubotninn

- ½ bolli af möndlumjöli
- 1 stórt egg
- 2 matskeiðar af parmesanosti, ferskur
- 6 aura af mozzarellaosti
- 2 matskeiðar af rjómaosti
- 2 matskeiðar af psyllium hýði
- 1 tsk af ítölsku kryddi
- ½ tsk salt
- ½ tsk pipar

Fyrir áleggið

- 2/3 paprika, miðlungs
- ¼ bolli af marinara sósu
- 4 aura af cheddar osti, rifinn
- 3 matskeiðar af saxaðri basilíku, fersk
- 1 meðalstór vínviðutómatur

Leiðbeiningar

a) Forhitið ofninn í 400F.

b) Hitið mozzarella ostinn í örbylgjuofn í um 45 sekúndur.

c) Bætið nú öllum pizzubotninum saman við brædda ostinn og blandið vel saman.

d) Fletjið deigið út í formi hrings.

e) Bakið það í 10 mínútur og takið síðan úr ofninum.

f) Bætið nú álegginu við og bakið í 10 mínútur til viðbótar.

g) Takið pizzuna úr ofninum og látið kólna.

62. Keto núðlur með avókadó pestó

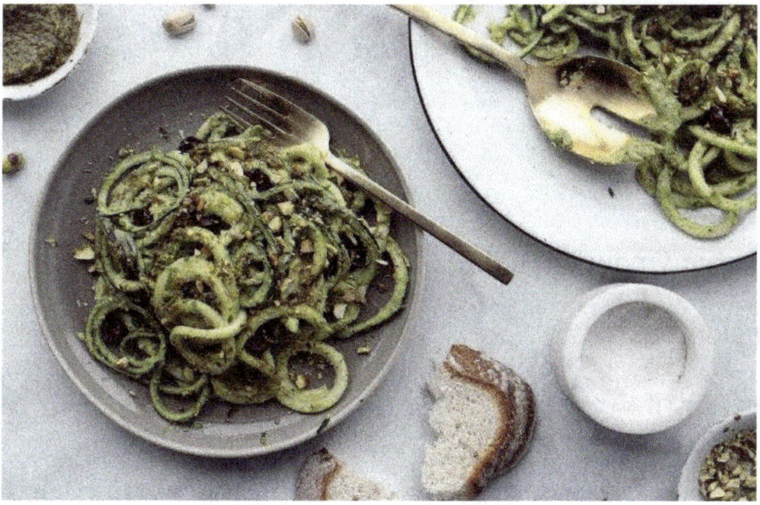

Hráefni

- $\frac{1}{2}$ bolli af ferskum barnaspínatlaufum
- 1 hálft avókadó
- 1 hvítlauksgeiri
- $\frac{1}{4}$ bolli af extra virgin ólífuolíu
- bolli af ferskri basil
- $\frac{1}{2}$ teskeið af salti

Leiðbeiningar

a) Bætið öllu pestóinu í blandara og blandið vel saman. Með því að bæta ólífuolíunni hægt út á meðan örgjörvinn er í gangi, hjálpar það að koma í veg fyrir að olían skilji sig og hjálpar henni að fleyta sig.

b) Þannig hefurðu um það bil 1 bolla af pestósósu. Þú þarft $\frac{1}{4}$ bolla af pestói fyrir hvern poka af núðlum.

63. Lágkolvetna pizza

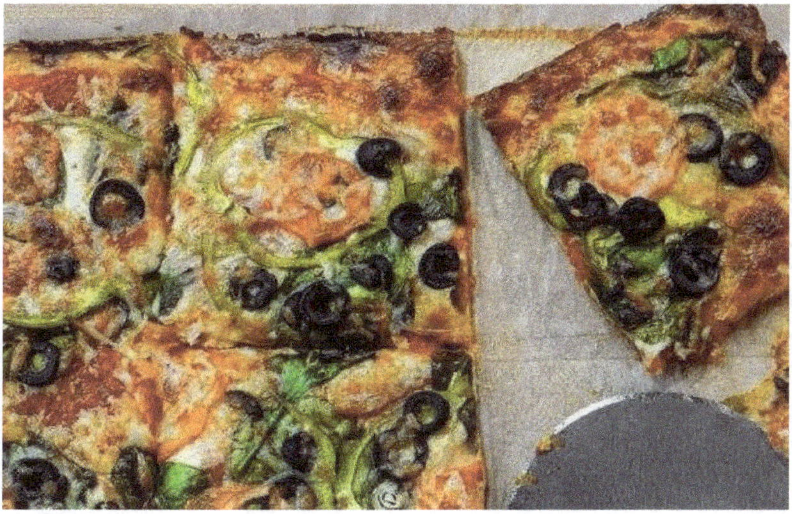

Hráefni

- 1 meðalstór (um 20-21 aura) haus af blómkáli
- 1 bolli af chiafræjum
- 1 bolli af vatni
- Matskeið af ólífuolíu
- 1 teskeið af sjávarsalti
- ½ bolli af rjómaosti
- 2 hvítlauksrif, söxuð
- ½ bolli af rifnum parmesanosti
- ½ bolli af þungum rjóma

Leiðbeiningar

a) Fjarlægðu alla blómkálsflögurnar af stilknum.

b) Notaðu matvinnsluvél og skerðu þær í smærri bita.

c) Malið chiafræin í hveiti.

d) Blandið saman chia hveiti, hakkað blómkáli, vatni, ólífuolíu og salti í blöndunarskál.

e) Blandið vel saman þar til þú færð slétt deig.

f) Látið hvíla í 20 mínútur.

g) Húðaðu kökuplötu með ólífuolíu.

h) Fletjið deigið út þar til það er orðið jafnt lag og setjið á kökuplötuna.

i) Bakið við 200 □F í 30 til 40 mínútur.

j) Skorpan ætti að vera vel soðin. Ef ekki skaltu fylgjast vel með meðan þú bakar það lengur.

k) Þegar skorpan er tilbúin skaltu taka úr ofninum.

l) Forhitið ofninn í 400 □F.

m) Blandið parmesan, rjómaosti, þungum rjóma og hvítlauk saman í matvinnsluvél þar til slétt deig myndast.

n) Smyrjið því á pizzaskorpuna.

o) Bakið við 400F í 10 mínútur.

64. Hvítlauksristaðar rækjur með kúrbítspasta

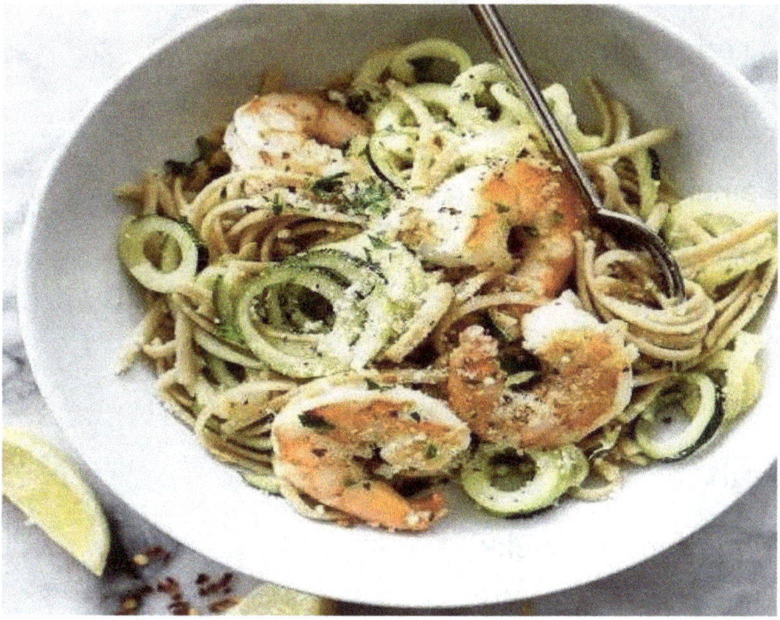

Hráefni

- 8 únsur. skrældar rækjur
- 2 meðalstórir (10-12 oz.) kassar af kúrbítsrotini
- Börkur af einni sítrónu
- 2 matskeiðar af bræddu smjöri
- 2 hvítlauksrif, söxuð
- 2 matskeiðar ólífuolía
- $\frac{1}{4}$ teskeið salt
- Nýmalaður pipar eftir smekk

Leiðbeiningar

a) Forhitið ofninn í 400 F.

b) Blandið öllu hráefninu nema pastanu saman í eldfast mót.

c) Bakið í 8 til 10 mínútur, hrærið vel í blöndunni um það bil hálfa leið.

d) Látið suðuna koma upp í stórum potti og bætið pastanu út í.

e) Eldið al dente og látið renna vel af.

f) Gakktu úr skugga um að rækjurnar hafi verið soðnar vel.

g) Þegar þessu er lokið skaltu bæta pastanu við rækjublönduna. Kasta því og bera fram.

65. Tandoori lax

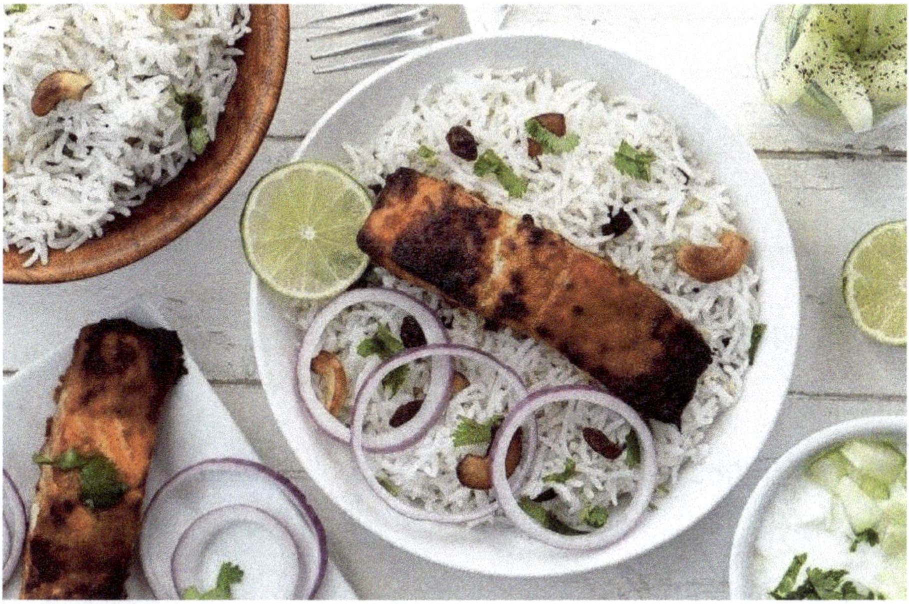

Hráefni

- 1 punda lax
- 2 teskeiðar af papriku
- 3 tsk sinnepsolía
- 1 tsk af kóríanderdufti
- $\frac{1}{4}$ tsk engiferduft
- 1 teskeið af hvítlauksdufti
- 1 tsk af chilidufti
- $\frac{1}{2}$ tsk túrmerik
- $\frac{1}{2}$ tsk salt
- $\frac{1}{2}$ tsk svartur pipar

Leiðbeiningar

a) Forhitið ofninn í 425 □F.

b) Klæðið bökunarplötu með álpappír.

c) Blandið öllu kryddinu saman í skál og blandið vel saman.

d) Hellið sinnepsolíu út í. Sláið til að búa til líma.

e) Nuddaðu þessu deigi á laxinn.

f) Leggið laxinn á bökunarplötuna.

g) Bakið í 4 til 6 mínútur fyrir hverja $\frac{1}{2}$ tommu af þykkt.

66. Spínat kjúklingur

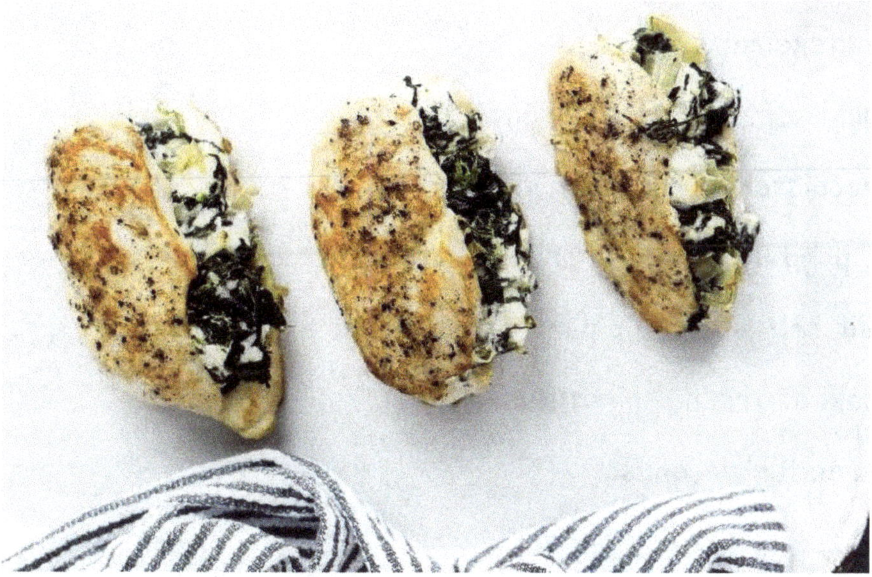

Hráefni

- 2 matskeiðar smjör
- ½ pakki af sneiðum sveppum (um 4 oz.)
- 1 meðalstór laukur, saxaður
- 2 ½ pund kjúklingur skorinn í hæfilega stóra bita
- Basil, salt, svartur pipar, hvítlauksduft eftir smekk
- ½ poki af frosnu spínati (um 5 oz.)
- nýkreistur sítrónusafi

Leiðbeiningar

a) Bætið smjöri á stóra pönnu.

b) Bætið söxuðum lauknum og sveppunum út í. Steikið þar til laukurinn er hálfgagnsær.

c) Blandið vel saman og bætið svo söxuðum kjúklingnum út í. Eldið vandlega.

d) Bætið salti, pipar, basil og hvítlauksdufti eftir smekk.

e) Bætið að lokum spínati út í og eldið þar til það er visnað.

f) Kreistið sítrónusafa yfir og berið fram.

SALÖT OG SÚPUR

67. Ísraelskt salat

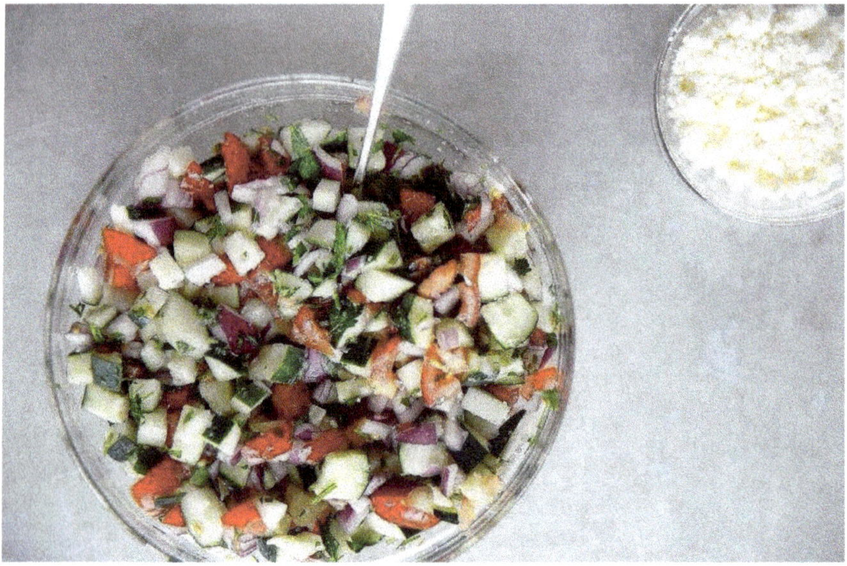

Hráefni fyrir

- Gúrkur
- Þroskaðir tómatar
- Rauðlaukur
- Ítölsk steinselja
- Extra virgin ólífuolía
- Sítrónusafi
- Salt og pipar, eftir smekk
- Fetaostur (valfrjálst)
- Grœnn pipar (0 valfrjálst)
- Kjúklingabaunir (valfrjálst)

Leiðbeiningar

a) Setjið allt hráefnið í skál og blandið til að hjúpa!

68. Antipasto salat

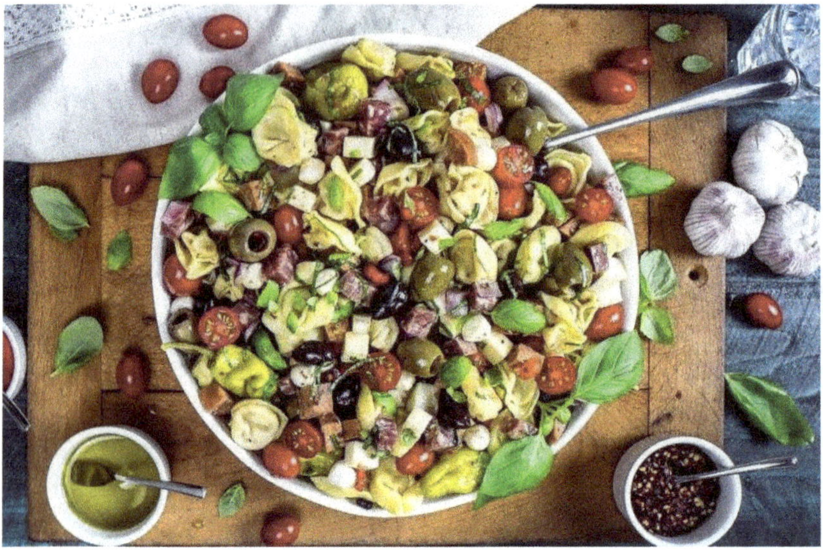

Hráefni

- 1 stórt höfuð eða 2 hjörtu romaine saxað
- 4 aura prosciutto skorið í strimla
- 4 aura salami eða pepperoni í teningum
- ½ bolli þistilhjörtu skorin í sneiðar
- ½ bolli ólífur blanda af svörtum og grænum
- ½ bolli heit eða sæt paprika súrsuð eða ristuð
- Ítölsk dressing eftir smekk

Leiðbeiningar

a) Blandið öllu hráefninu saman í stóra salatskál.

b) Kasta með ítalskri dressingu.

69. Fylltir kúrbítsbátar með tómötum og fetaost

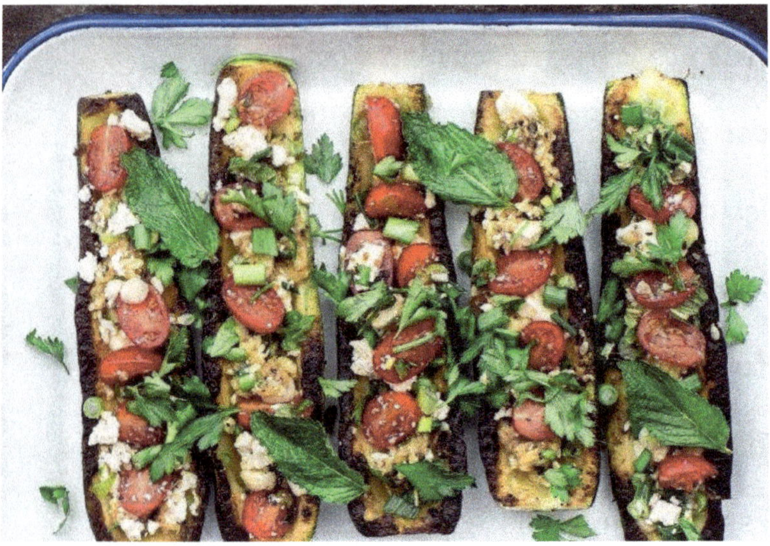

AFGANGUR 6 kúrbítsbátar

Hráefni

- 3 kúrbít snyrt og skorin langsum í tvennt
- extra virgin ólífuolía Ég notaði Early Harvest Greek EVOO
- Kosher salt og pipar að þínum smekk
- Þurrkað oregano stórt stökkva að þínum smekk
- 6 únsur. kirsuberjatómatar skornir í tvennt
- 3 grænir laukar bæði hvítir og grænir hlutar, endarnir snyrtir, saxaðir
- ½ bolli mulinn fetaostur meira að vild
- 6 til 10 fersk myntublöð saxuð
- Stór handfylli fersk steinselja saxuð
- Börkur af 1 sítrónu
- Skvettu sítrónusafa ekki of mikið

Leiðbeiningar

a) Hitið steypujárnspönnu eða pönnu innanhúss yfir miðlungshita.

b) Penslið kúrbít ríkulega með extra virgin ólífuolíu á báðum hliðum. Kryddið kúrbít (sérstaklega kjöthlið) með salti, nýmöluðum pipar og oregano.

c) Settu kúrbít, með holdhliðinni niður, á forhitaða grillið (eða innigrindina). Grillið í 3 til 5 mínútur þar til það er mjúkt og fallega kulnað, snúið síðan á bakhliðina og grillið í 3 til 5 mínútur í viðbót þar til þessi hlið er líka mjúk og fær smá lit.

d) Takið kúrbítinn af hitanum og látið kólna nógu mikið til að hægt sé að höndla það.

e) Til að búa til kúrbítsbáta skaltu nota litla skeið til að ausa holdinu út (ekki henda). Kreistu allan vökva úr kúrbítsholdinu.

f) Gerðu fyllinguna fyrir kúrbítsbátana. Setjið kúrbítskjötið í blöndunarskál og bætið við kirsuberjatómötum, grænum lauk, feta, myntu, steinselju, sítrónuberki. Bætið við smá skvettu af sítrónusafa og stráið aðeins meira oregano yfir. Dreypið smá extra virgin ólífuolíu yfir og blandið öllu saman.

g) Hellið fyllingarblöndunni í tilbúnu kúrbítsbátana og raðið á framreiðsludisk. Njóttu!

70. Blandað baunasalat

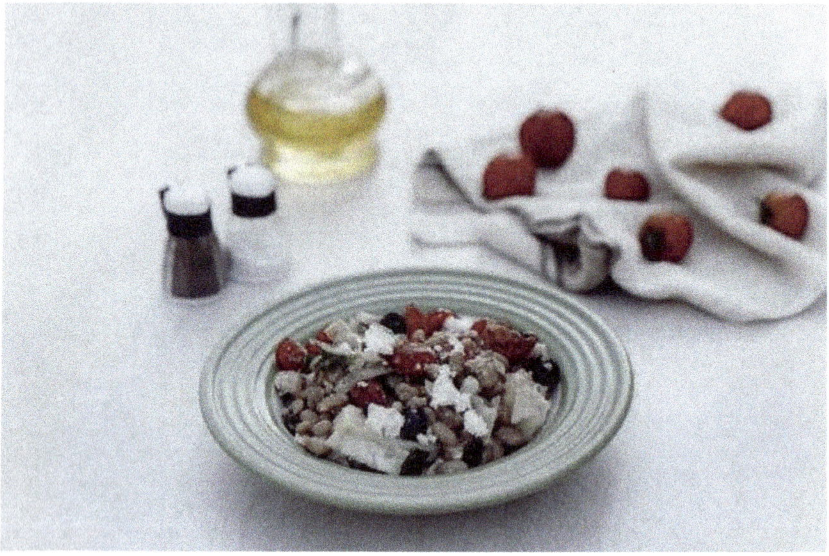

Hráefni

- 145 g krukku þistilhjörtu í olíu
- ½ matskeið sólþurrkað tómatmauk
- ½ tsk rauðvínsedik
- 200 g dós cannellini baunir, tæmdar og skolaðar
- 150 g pakki tómatar, skornir í fjórða
- Handfylli Kalamata svartar ólífur
- 2 vorlaukar, þunnar sneiðar á ská
- 100 g fetaostur, mulinn

Leiðbeiningar

a) Tæmdu krukkuna af þistilhjörtum, geymdu 1-2 matskeiðar af olíu. Bætið olíunni, sólþurrkuðu tómatmaukinu og ediki út í og hrærið þar til það er slétt. Kryddið eftir smekk.

b) Saxið ætiþistla og hellið í skál. Bætið við cannellini baunum, tómötum, ólífum, vorlauk og helmingnum af fetaostinum. Hrærið ætiþistlaolíublöndunni saman við og hellið í skál. Myljið afganginn af fetaostinum yfir og berið svo fram.

71. Panzanella salat

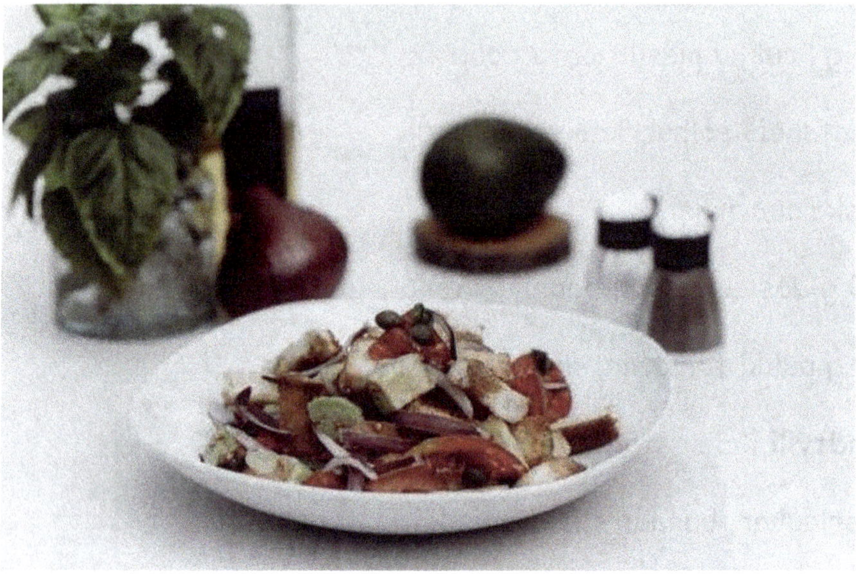

Hráefni

- 400 g tómatar
- 1 hvítlauksgeiri, pressaður
- 1 msk kapers, tæmd og skoluð
- 1 þroskað avókadó, steinað, afhýtt og saxað
- 1 lítill rauðlaukur, mjög þunnar sneiðar
- 2 sneiðar af brúnu brauði
- 2 matskeiðar ólífuolía
- 1 matskeið rauðvínsedik
- lítil handfylli af basilíkublöðum

Leiðbeiningar

a) Saxið tómatana og setjið þá í skál. Kryddið vel og bætið hvítlauk, kapers, avókadó og lauk saman við. Blandið vel saman og setjið til hliðar í 10 mínútur.

b) Á meðan er brauðið rifið í bita og sett í skál. Hellið helmingnum af ólífuolíu og helmingnum af ediki yfir. Þegar það er tilbúið til framreiðslu, stráið tómötum og basilíkublöðum yfir og hellið af olíu og ediki yfir. Hrærið áður en borið er fram.

72. Tómatar og vatnsmelónu salat

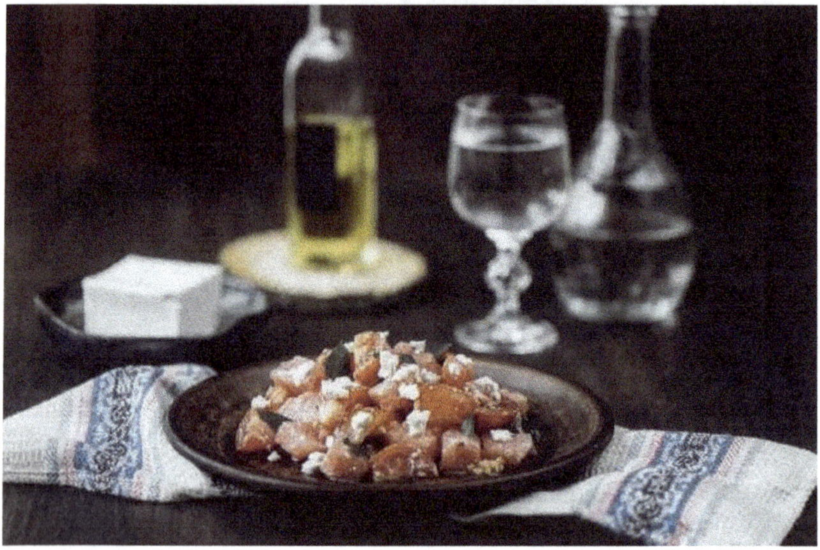

Hráefni

- 1 matskeið ólífuolía
- 1 matskeið rauðvínsedik
- $\frac{1}{4}$ tsk chilli flögur
- 1 matskeið söxuð mynta
- 120 g tómatar, saxaðir
- 250 g vatnsmelóna, skorin í bita
- 50 g fetaostur, mulinn

Leiðbeiningar

a) Blandið saman olíu, ediki, chili flögum og myntu fyrir dressinguna og kryddið síðan.

b) Setjið tómatana og vatnsmelónuna í skál. Hellið dressingunni yfir, bætið fetaostinum út í og berið svo fram.

73. Gulrót, appelsínur og avókadó

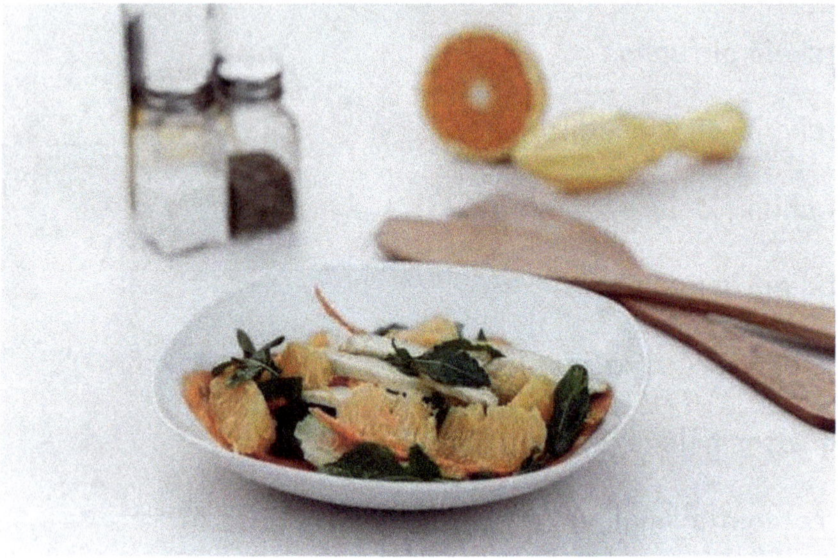

Hráefni

- 1 appelsína ásamt börki og safa af 1
- 2 gulrætur, skornar í tvennt eftir endilöngu og skornar í sneiðar með skrældara
- 35g poki raketta (ruccola)
- 1 avókadó, steinhreinsað, afhýtt og skorið í sneiðar
- 1 matskeið ólífuolía

Leiðbeiningar

a) Sameina allt.

74. Kjúklingasalat og avókadó

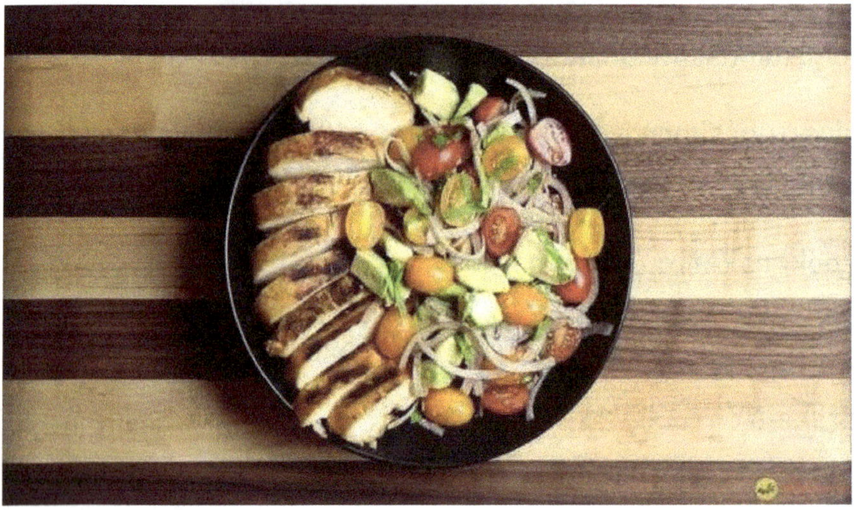

Hráefni

- 2 roðlausar kjúklingabringur
- 2 tsk ólífuolía (1 fyrir salatið)
- 2 tsk reykt paprika
- 1 avókadó, skorið í teninga
- $\frac{1}{2}$ tsk rauðvínsedik
- $\frac{1}{2}$ matskeið steinselja, söxuð
- 120 g tómatar, saxaðir
- $\frac{1}{2}$ rauðlaukur, þunnt sneið

Leiðbeiningar

a) Hitið grillið í miðlungs. Nuddaðu kjúklinginn með 1 tsk af ólífuolíunni og paprikunni. Eldið í 4-5 mínútur á hvorri hlið þar til þær eru létteldaðar og eldaðar í gegn.

b) Blandið salathráefnunum saman við, kryddið og bætið restinni af olíunni út í. Skerið kjúklinginn í þykkar sneiðar og berið fram með salatinu.

75. Blandað grænt og salat með grilluðum kjúklingi

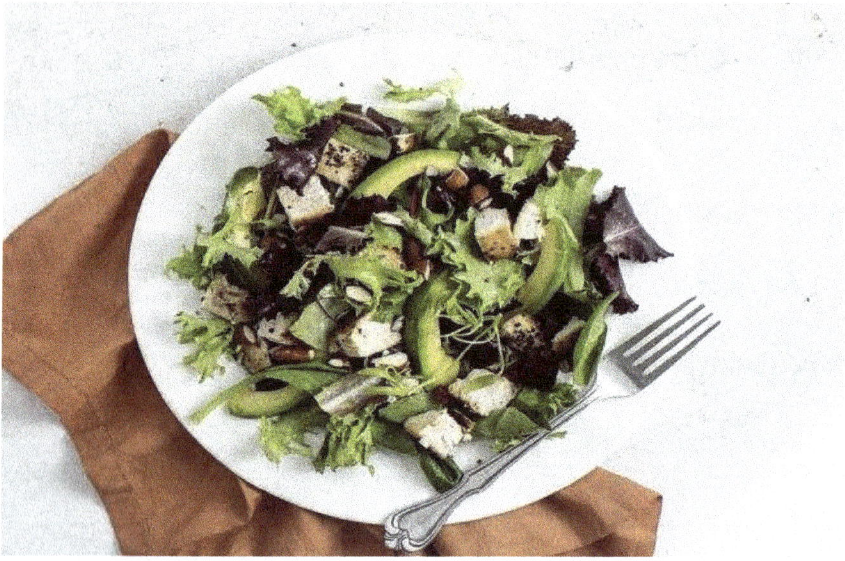

Gerir 1

Hráefni

Salat

- 2 OZ. Blandað grænt
- 3 matskeiðar furuhnetur eða möndlur, ristaðar
- 2 matskeiðar af valinni Keto-vínaigrette
- 2 matskeiðar rakaður parmesan
- 1 avókadó, hola og hýðið fjarlægt og skorið í sneiðar
- Salt og pipar eftir smekk
- 1/4 lb. Beinlaus kjúklingabringa, niðurskorin

Kjúklingamarinade

- 3 matskeiðar ananassafi
- 3 matskeiðar sojasósa
- 1 matskeið Worcestershire sósa
- 1/2 tsk hvítlauksduft

Leiðbeiningar

a) Blandið marineringunni saman í stórum plastpoka sem hægt er að loka aftur. Bætið við kjúklingastrimlum og blandið saman við. Lokið og látið standa í 10 mínútur eða lengur.

b) Tæmið og fargið marineringunni. Grillið kjúklinginn við miðlungshita í 10 mínútur, snúið við á miðri leið.

c) Til að bera fram: Hellið grænmetinu með furuhnetunum, grilluðum kjúklingi og vinaigrette.

d) Kryddið með salti og pipar eftir smekk og skreytið með parmesan.

e) Njóttu.

76. T ofu og bok choy salat

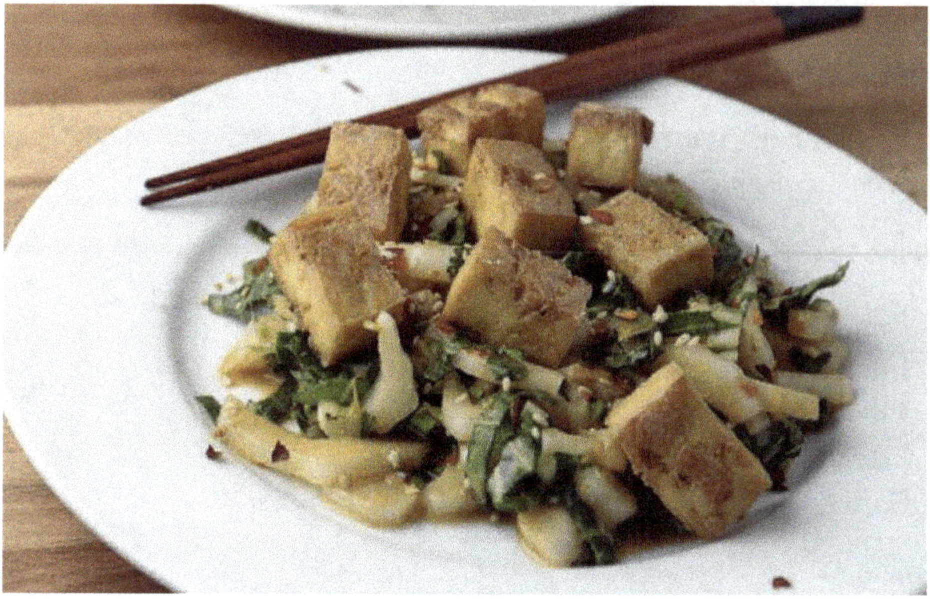

Gerir 3

Hráefni

- 15 únsur. Extra fast Tofu
- 9 únsur. Bok Choy

Marinade

- 1 matskeið sojasósa
- 1 matskeið sesamolía
- 1 matskeið Vatn
- 2 tsk hakkaður hvítlaukur
- Safi 1/2 sítróna

Sósa

- 1 stilkur Grænn laukur
- 2 matskeiðar kóríander, saxað
- 3 matskeiðar Kókosolía
- 2 matskeiðar sojasósa
- 1 matskeið Sriracha
- 1 matskeið hnetusmjör
- Safi 1/2 lime
- 7 dropar Liquid Stevia

Leiðbeiningar

a) Forhitið ofninn í 350 gráður Fahrenheit.

b) Blandið öllu hráefninu fyrir marineringuna saman í blöndunarskál (sojasósa, sesamolía, vatn, hvítlaukur og sítróna).

c) Skerið tófúið í ferninga og blandið saman við marineringuna í plastpoka. Marinerið í 10 mínútur eða lengur.

d) Fjarlægðu Tofu og bakaðu í 15 mínútur á ofnplötu.

e) Blandið öllum hráefninu í sósuna saman í blöndunarskál.

f) Taktu tófúið úr ofninum og blandaðu tófúinu, bok choy og sósu saman í salatskál.

77. Vegan Keto C gúrkusalat

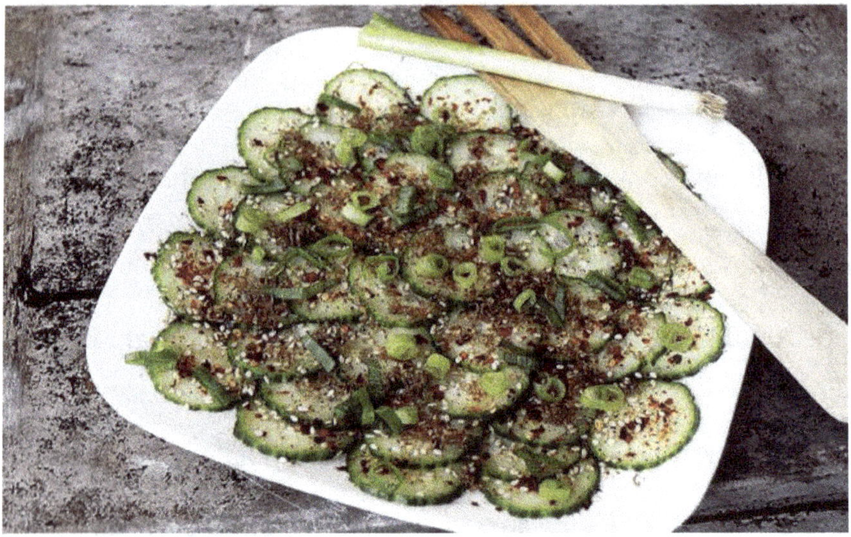

Gerir 1

Hráefni

- 3/4 stór agúrka
- 1 pakki Shir a taki núðlur
- 2 matskeiðar kókosolía
- 1 meðalstór vorlaukur
- 1/4 tsk rauð piparflögur
- 1 matskeið sesamolía
- 1 tsk sesamfræ
- Salt og pipar eftir smekk

Leiðbeiningar

a) Hitið 2 matskeiðar kókosolíu á pönnu við meðalháan hita.

b) Bætið núðlunum út í og hjúpið . Eldið í 5-7 mínútur eða þar til stökkt og brúnt.

c) Takið Shirataki núðlurnar af pönnunni og látið renna af á pappírshandklæði. Setja til hliðar.

d) Skerið agúrku þunnt og setjið í skál. Hrærið með vorlauk, rauðum piparflögum , sesamolíu og núðlunum.

e) Kryddið eftir smekk með salti og pipar.

f) Skreytið með sesamfræjum og berið fram á disk.

78. K eto eggjadropa súpa

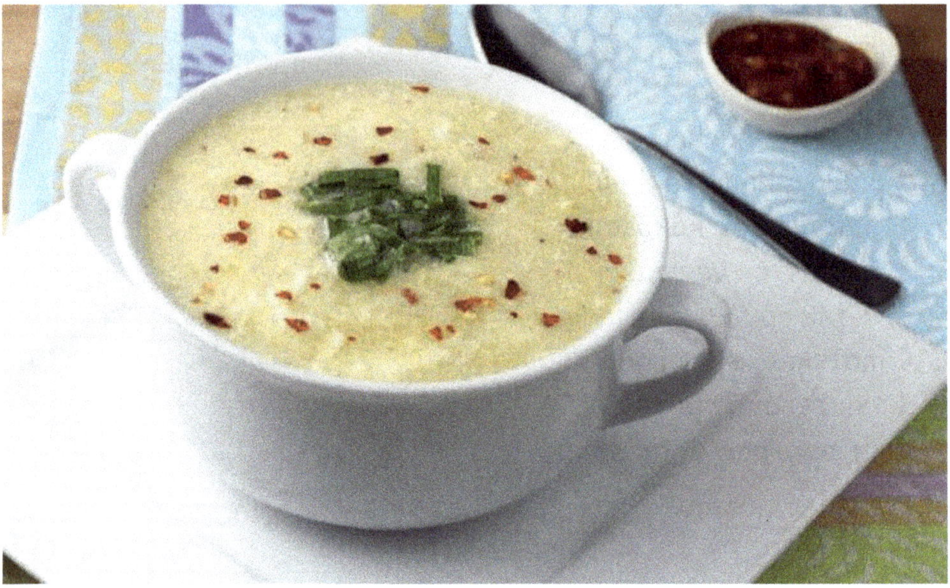

Gerir 1

Hráefni

- 1 1/2 bollar kjúklingasoð
- 1/2 teningur kjúklingabaunir
- 1 matskeið smjör
- 2 stór egg
- 1 tsk Chil l i hvítlaukspasta

Leiðbeiningar

a) Setjið pönnu á helluborðið og stillið á meðalháan hita.

b) Bætið við kjúklingasoðinu, skálinni og smjörinu . Látið suðuna koma upp.

c) Hrærið köldu hvítlauksmaukinu saman við .

d) Þeytið eggin sérstaklega og bætið út í soðið.

e) Blandið vandlega saman og eldið í 3 fleiri mínútur.

f) Berið fram.

79. Tælensk hneturækjusúpa

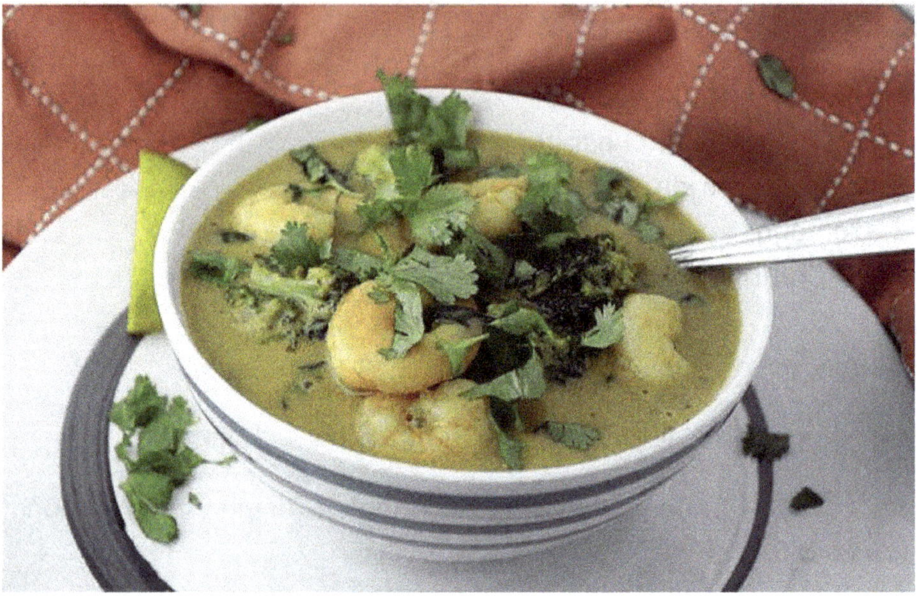

Gerir 2

Hráefni

- 2 matskeiðar grænt karrýmauk
- 1 bolli grænmetiskraftur
- 1 bolli Kókosmjólk
- 6 únsur. Forsoðnar rækjur
- 5 únsur. Spergilkál blóma
- 3 matskeiðar Cilantro, saxað
- 2 matskeiðar kókosolía
- 1 matskeið hnetusmjör
- 1 matskeið sojasósa
- Safi af 1/2 lime
- 1 meðalstór vorlaukur, saxaður
- 1 tsk pressaður ristaður hvítlaukur
- 1 tsk hakkað engifer
- 1 tsk Fiskisósa
- 1/2 tsk túrmerik
- 1/2 bolli sýrður rjómi (til áleggs)

Leiðbeiningar

a) Bræðið kókosolíuna í meðalstórum potti.

b) Bætið við hvítlauknum, engiferinu, vorlauknum , karrýmaukinu og túrmerikinu. Bætið sojasósunni , fiskisósunni og hnetusmjörinu út í. Eldið í 2 mínútur.

c) Bætið við grænmetiskrafti og kókosmjólk og hrærið vel. Eldið í nokkrar mínútur á lágum hita.

d) Bætið spergilkálinu og kóríander út í og hrærið vel þegar karrýið hefur þykknað aðeins.

e) Þegar þú ert sáttur við þéttleika karrýsins, bætið þá rækjunum og limesafanum út í og hrærið öllu saman.

f) Eldið í nokkrar mínútur á lágum hita. Ef þarf, kryddið með salti og pipar.

HLIÐAR DISKAR

80. Keto sveppir pílaf

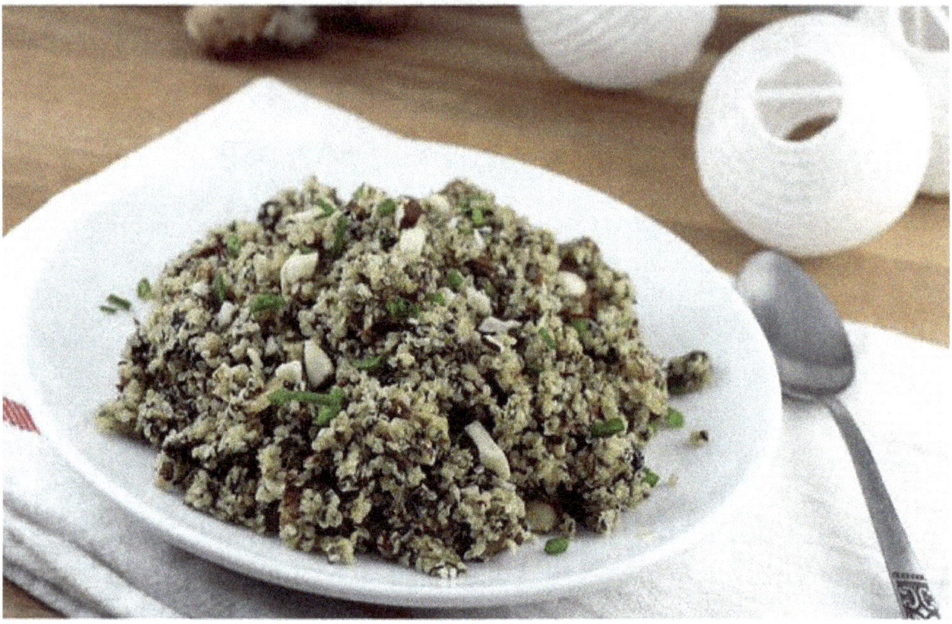

Gerir 2

Hráefni

- 1 bolli hampi fræ
- 2 matskeiðar Kókosolía
- 3 meðalstórir sveppir, smátt skornir
- 1/4 bolli sneiddar möndlur
- 1/2 bolli grænmetissoð
- 1/2 tsk hvítlauksduft
- 1/4 tsk þurrkuð steinselja
- Salt og pipar eftir smekk

Leiðbeiningar

a) Hitið kókosolíuna á pönnu við meðalhita og leyfið henni að sjóða. Bætið sneiðum möndlunum og sveppunum á pönnuna þegar það er byrjað að freyða.

b) Bætið hampfræjum á pönnuna eftir að sveppirnir eru orðnir mjúkir. Blandið öllu vandlega saman.

c) Bætið við seyði og kryddi.

d) Lækkið hitann í miðlungs-lágan og látið kjúklingasoðið liggja í bleyti og malla.

e) Þegar þú ert sáttur við samkvæmnina skaltu taka pönnuna af hitanum og bera fram!

81. Keto hvítkál

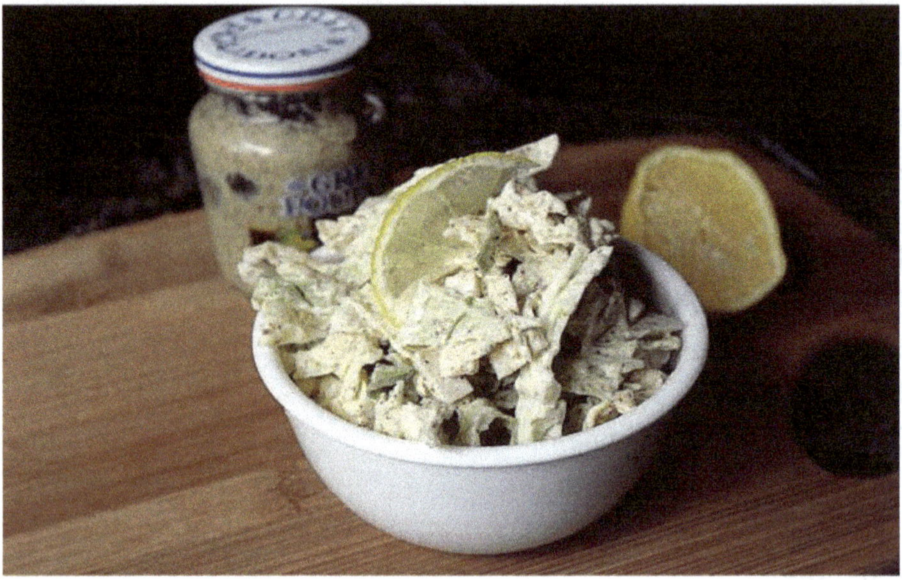

Gerir 3

Hráefni

- 1/4 höfuð Savoy hvítkál
- 1/3 bolli vegan majónes
- 1 matskeið sítrónusafi
- 1 tsk Dijon sinnep
- 1/4 tsk hvítlauksduft
- 1/4 tsk Laukurduft
- 1/4 tsk pipar
- 1/8 tsk paprika
- Klípa Salt

Leiðbeiningar

a) Saxið Savoy kálið eftir endilöngu þannig að hver þráður losni hreint af kálinu.

b) Blandið hvítkálinu saman við öll hin hráefnin í blöndunarskál. Kasta um.

82. V e ggie medley

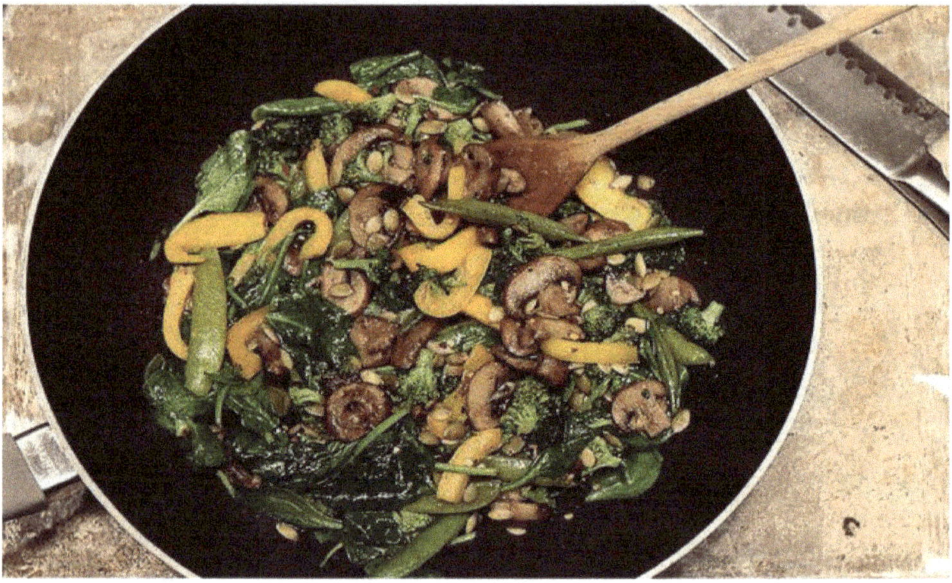

Gerir 2

Hráefni

- 6 matskeiðar ólífuolía
- 240 g Baby Bella sveppir
- 115 g Spergilkál
- 90 g paprika
- 90 g spínat
- 2 matskeiðar graskersfræ
- 2 tsk hakkaður hvítlaukur
- 1 tsk Salt
- 1 tsk pipar
- 1/2 tsk rauð piparflöga

Leiðbeiningar

a) Hitið ólífuolíuna í wok við háan hita. A dd hvítlaukinn og steikið í eina mínútu.

b) Bætið sveppunum út í og hrærið til að blanda saman.

c) Eftir að sveppirnir hafa sogið upp meirihluta olíunnar, bætið þá spergilkálinu og paprikunni saman við og blandið öllu vel saman.

d) Blandið öllu kryddinu og graskersfræjunum út í .

e) Þegar grænmetið er tilbúið skaltu setja spínat yfir það og láta gufuna lækka það.

f) Blandið öllu saman og berið fram þegar spínatið hefur visnað.

83. Ristar pecan grænar baunir

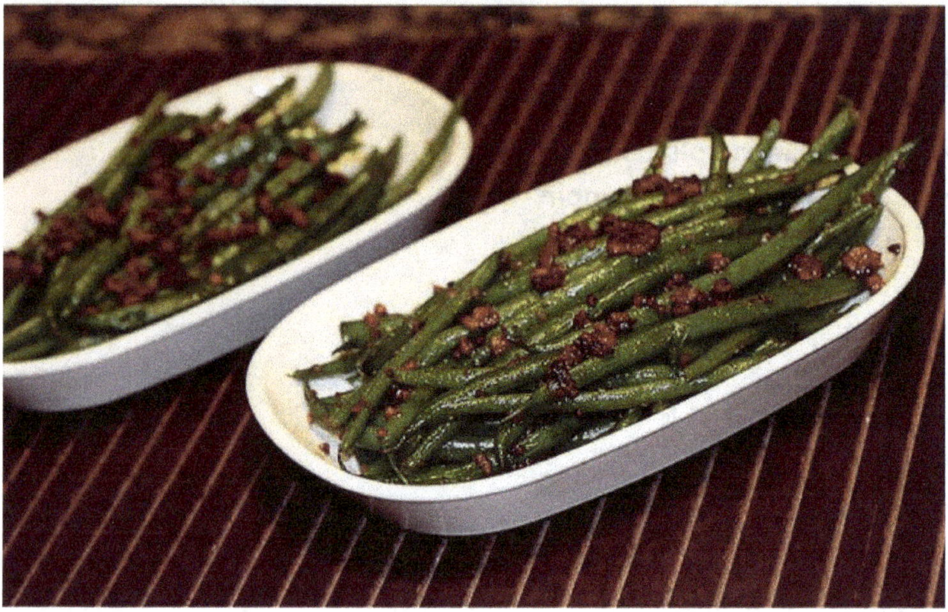

Gerir 4

Hráefni

- 1 pund. Grænar baunir
- 1/4 bolli ólífuolía
- 1/2 bolli saxaðar pekanhnetur
- 1 sítrónubörkur
- 2 tsk hakkaður hvítlaukur
- 1 tsk rauð piparflögur

Leiðbeiningar

a) Í matvinnsluvél, malaðu pekanhneturnar.

b) Kastaðu grænu baununum með ólífuolíu, sítrónuberki, söxuðum hvítlauk og rauðum piparflögum.

c) Hitið ofninn í 350°F og ristið grænu baunirnar í 20-25 mínútur.

d) Skreytið með möluðum pekanhnetum.

84. Steikt grænkálsspírur

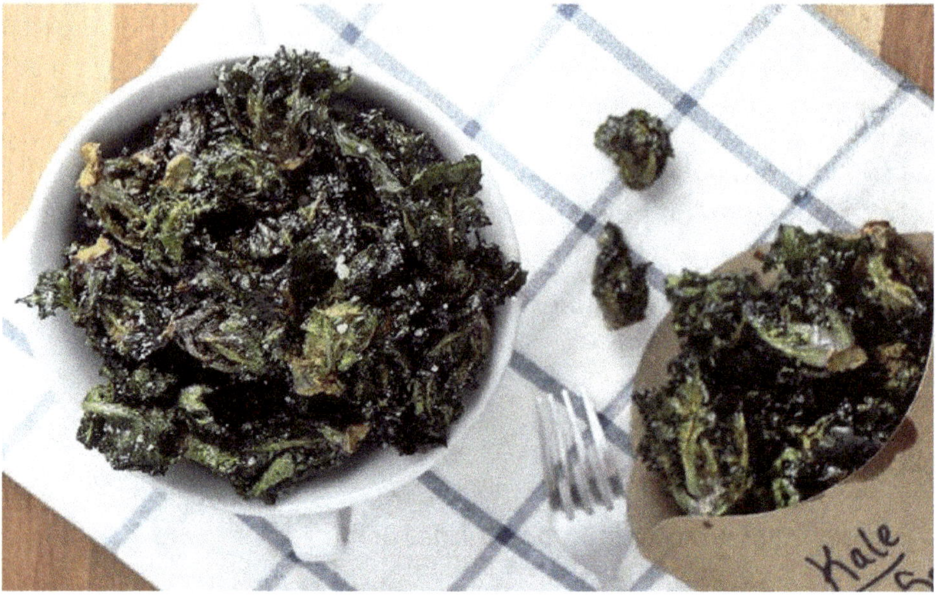

Gerir 2

Hráefni

- 1/2 poki Grœnkálsspírur
- Olía til djúpsteikingar
- Salt og pipar eftir smekk

Leiðbeiningar

a) Hitið olíuna í djúpsteikingarpotti þar til hún er heit.

b) Setjið grœnkálsspírurnar í steikingarkörfuna.

c) Haltu áfram að elda grœnkálsspírurnar þar til brúnir perunnar eru brúnir og blöðin dökkgrœn.

d) Taktu úr körfunni og tœmdu umfram fitu á pappírshandklæði.

e) Saltið og piprið eftir smekk og njótið!

EFTIRLIT S

85. Cilantro innrennsli avókadó lime sorbet

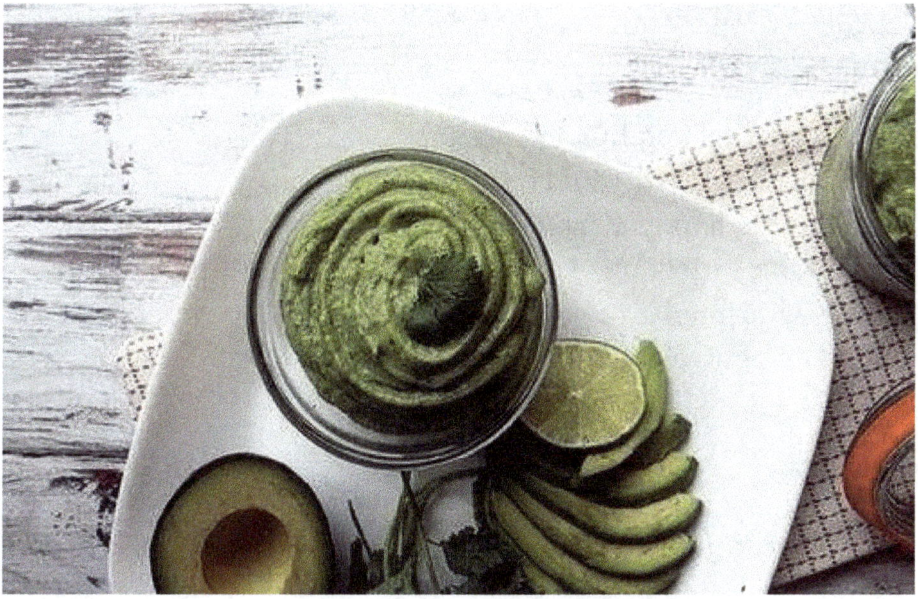

Gerir 4

Hráefni

- 2 avókadó (hola og húð fjarlægð)
- 1/4 bolli Erythritol, duftformað
- 2 meðalstór lime, safinn og hrærður
- 1 bolli Kókosmjólk
- 1/4 tsk fljótandi Stevia
- 1/4 - 1/2 bolli kóríander, hakkað

Leiðbeiningar

a) Hitið kókosmjólk að suðu í potti. Bætið limebörknum út í.

b) Leyfið blöndunni að kólna og frystið síðan .

c) Blandið saman avókadó, kóríander og limesafa í matvinnsluvél. Púlsaðu þar til blandan hefur þykka áferð.

d) Hellið kókosmjólkurblöndunni og fljótandi stevíu yfir avókadóin. Blandið blöndunni saman þar til hún nær viðeigandi þéttleika. Það tekur um það bil 2-3 mínútur að vinna þetta verkefni.

e) Settu aftur í frysti til að þiðna eða berið fram strax!

86. Keto p umpkin pie ostakaka

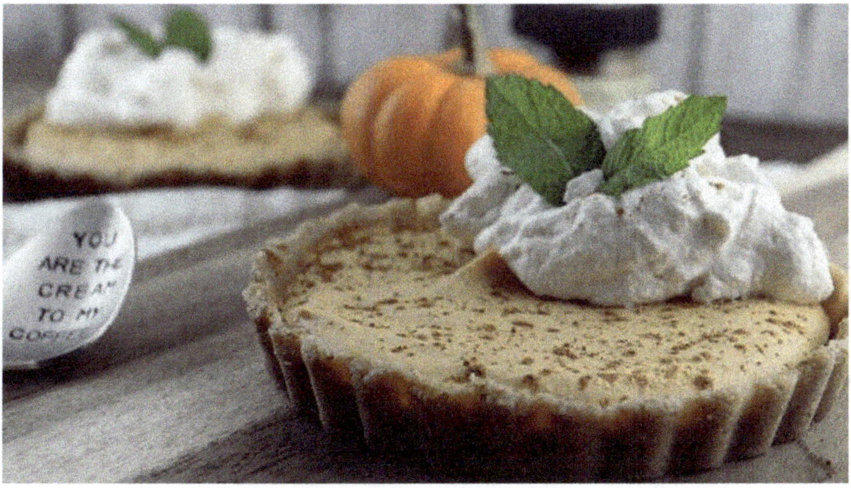

Gerir 1

Hráefni

Skorpan

- 3/4 bolli möndlumjöl
- 1/2 bolli hörfræmjöl
- 1/4 bolli smjör
- 1 tsk graskersbökukrydd
- 25 dropar Liquid Stevia

Fyllingin

- 6 únsur. Vegan rjómaostur
- 1/3 bolli graskersmauk
- 2 matskeiðar sýrður rjómi
- 1/4 bolli Vegan Heavy Cream
- 3 matskeiðar smjör
- 1/4 tsk Graskerbakakrydd
- 25 dropar Liquid Stevia

Leiðbeiningar

a) Blandið saman öllum þurrefnunum í skorpunni og hrærið vel.

b) Blandið saman þurrefnunum með smjöri og fljótandi stevíu þar til deig myndast.

c) Fyrir litla tertuformin þín skaltu rúlla deiginu í litla kúlur.

d) Þrýstu deiginu að hliðinni á tertuforminu þar til það nær og fer upp með hliðunum.

e) Blandið öllum innihaldsefnum fyllingarinnar saman í blöndunarskál.

f) Blandið innihaldsefnum fyllingarinnar saman með því að nota blöndunartæki.

g) Þegar fyllingin er orðin slétt skaltu dreifa þeim í skorpuna og kæla .

h) Takið úr ísskápnum, sneiðið og toppið með þeyttum rjóma ef vill.

87. Keto mokka ís

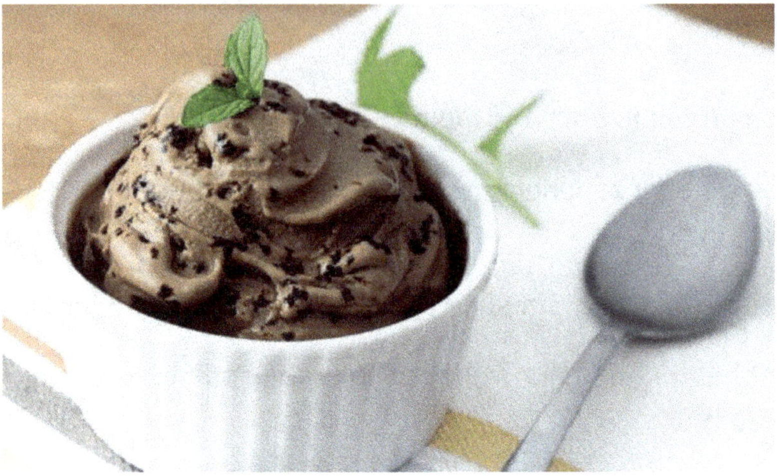

Gerir 2

Hráefni

- 1 bolli Kókosmjólk
- 1/4 bolli Vegan Heavy Cream
- 2 matskeiðar Erythritol
- 20 dropar Liquid Stevia
- 2 matskeiðar kakóduft
- 1 matskeið skyndikaffi

Skreytið

- Myntu

Leiðbeiningar

a) Blandið öllu hráefninu saman og flytjið síðan yfir í ísvélina og hrærið í samræmi við leiðbeiningar framleiðanda í 15-20 mínútur.

b) Þegar ísinn er mjúkfrystur skaltu bera fram strax með myntublaði .

88. Kirsuber og súkkulaði kleinur

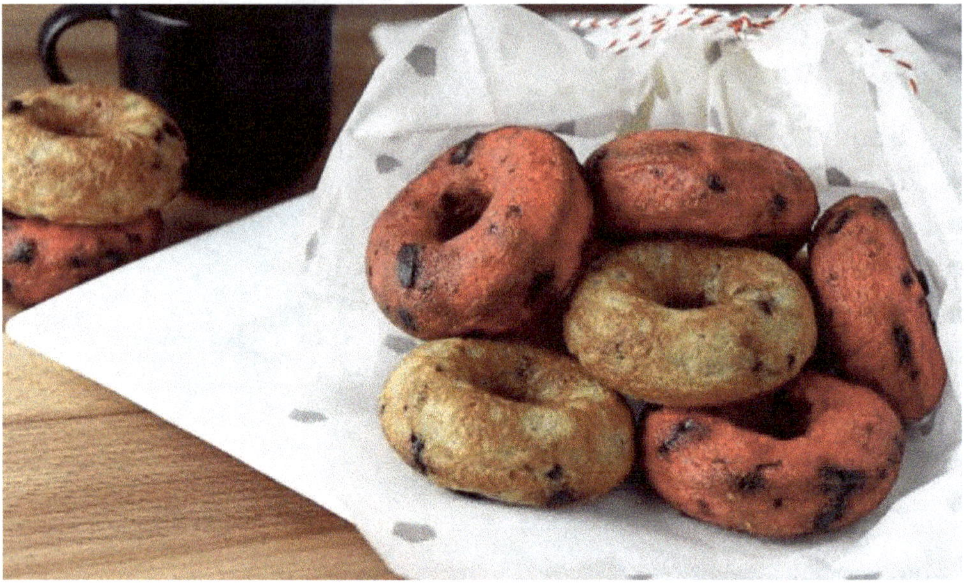

Gerir 12

Hráefni

Þurrefni

- 3/4 bolli möndlumjöl
- 1/4 bolli gyllt hörfræmjöl
- 1 tsk lyftiduft
- Klípa Salt
- 10 g stangir Dark Choco seint , skornar í bita

Blautt hráefni

- 2 stór egg
- 1 tsk vanilluþykkni
- 2 1/2 matskeið kókosolía
- 3 matskeiðar Kókosmjólk

Leiðbeiningar

a) þurrefnunum saman í stóra blöndunarskál (nema dökka súkkulaðið).

b) Blandið blautu hráefnunum saman við og fyllið síðan í dökku súkkulaðibitana .

c) Stingdu kleinuhringjavélinni í samband og smyrðu hann ef þörf krefur.

d) Hellið deiginu í kleinuhringjavélina, lokaðu og eldaðu í um 4-5 mínútur.

e) Lækkið hitann í lágan og eldið í 2-3 mínútur í viðbót.

f) Endurtakið það sem eftir er af deiginu og berið svo fram.

89. Keto brómberjabúðingur

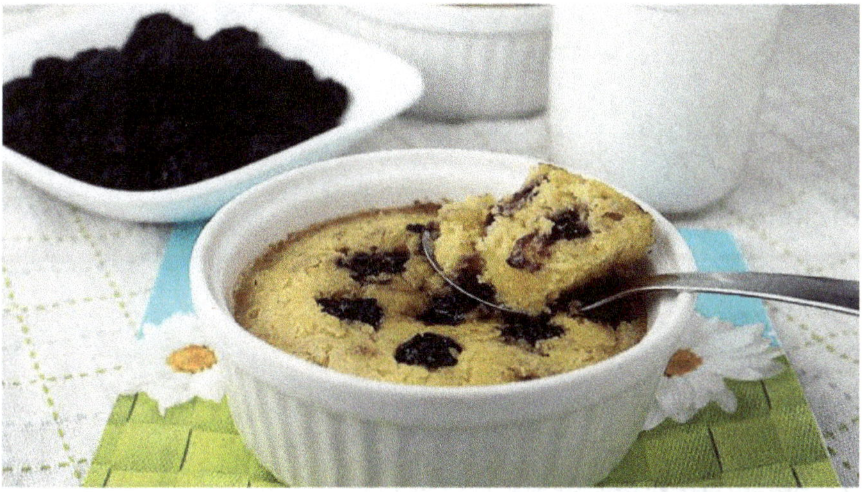

Gerir 1

Hráefni

- 1/4 bolli Kókosmjöl
- 1/4 tsk lyftiduft
- 2 matskeiðar kókosolía
- 2 matskeiðar vegan smjör
- 2 matskeiðar Vegan Heavy Cream
- 2 tsk sítrónusafi
- Börkur 1 sítrónu
- 1/4 bolli Brómber
- 2 matskeiðar Erythritol
- 20 dropar Liquid Stevia

Leiðbeiningar

a) Forhitið ofninn í 350 gráður Fahrenheit.

b) Sigtið þurrefnin yfir blautu íhlutina og blandið saman á lágum hraða þar til þau hafa blandast vel saman.

c) Skiptið deiginu á milli tveggja ramekins.

d) Þrýstu brómbernum ofan í deigið til að dreifa þeim jafnt í deigið.

e) Bakið í 20-25 mínútur.

f) Berið fram með ögn af þungum þeyttum rjóma ofan á!

90. Keto graskersbrauð

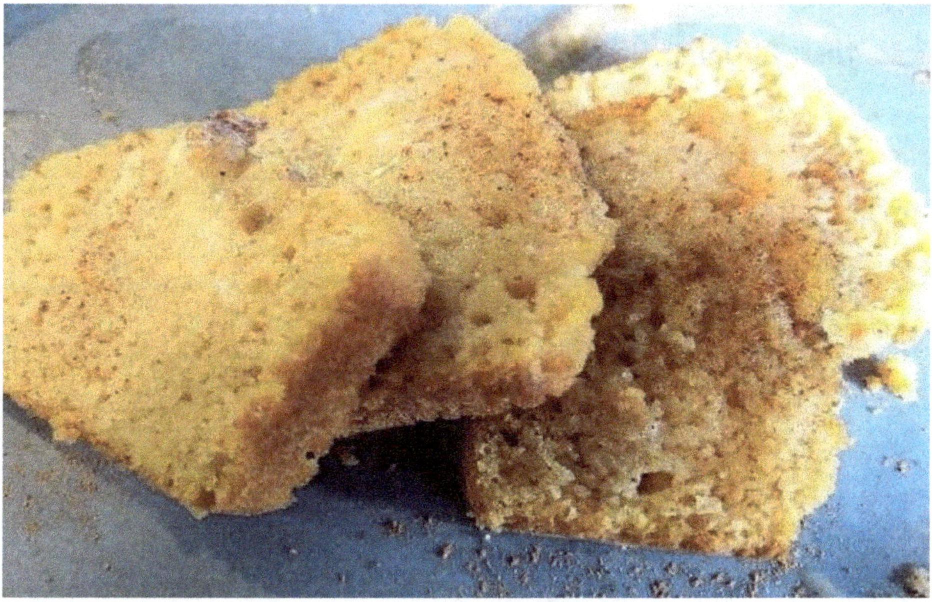

Gerir 10 sneiðar

Heildartími: 20 mínútur

Hráefni

Þurrefni

- 1 1/2 bolli möndlumjöl
- 1/4 bolli Chia fræ
- 1/4 bolli Keto sætuefni
- 2 tsk lyftiduft
- 1 1/2 tsk Graskerbökukrydd
- 1/2 tsk Kosher salt

Blautt hráefni

- 1/2 bolli graskersmauk
- 1/2 bolli Kókosmjólk

Valfrjálst

- 1/4 bolli pistasíuhnetur

Leiðbeiningar

a) Forhitið ofninn í 350 gráður Fahrenheit.

b) Sigtið allt saman í stóra blöndunarskál þurrefnin.

c) Blandið graskersmaukinu og kókosmjólkinni hægt saman við.

d) Smyrjið létt venjulegt brauðform.

e) Settu deigið í brauðformið og dreifðu því jafnt út. Bætið pistasíuhnetum við ef vill.

f) Bakið brauð í 15 mínútur.

g) Takið brauðið úr ofninum og látið það kólna.

h) Skerið í sneiðar og berið fram!

91. Keto Mini buckeye smákökur

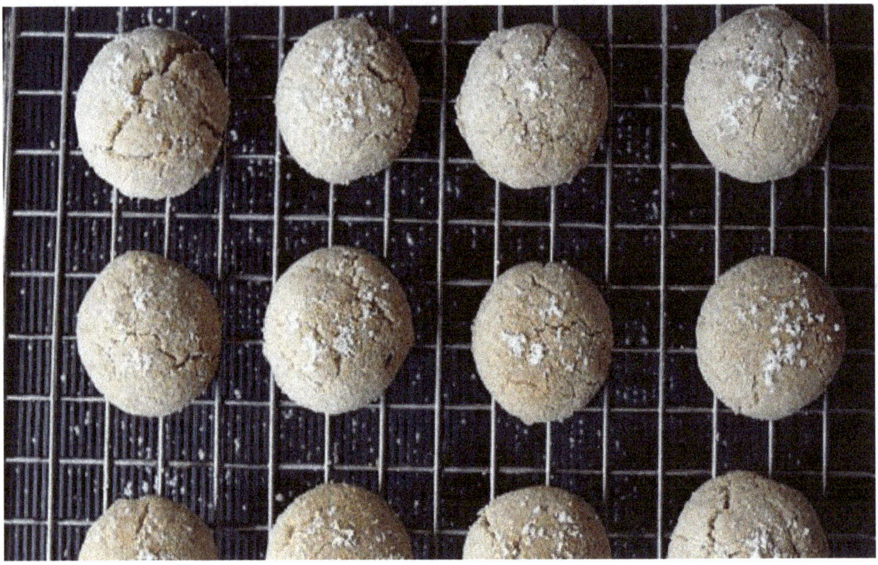

Býr til 20 smákökur.

Hráefni

- 2 1/2 bollar möndlumjöl
- 1/2 bolli hnetusmjör
- 1/4 bolli kókosolía
- 1/4 bolli Erythritol
- 3 matskeiðar hlynsíróp
- 1 matskeið vanilluþykkni
- 1 1/2 tsk lyftiduft
- 1/2 tsk Salt
- 3-4 ferningur af dökku súkkulaði

Leiðbeiningar

a) Forhitið ofninn í 350 gráður Fahrenheit.

b) Blandið hnetusmjöri, kókosolíu, hlynsírópi og vanilluþykkni saman í stóra blöndunarskál.

c) Blandið saman möndlumjöli, erytrítóli, lyftidufti og salti í sérstakri skál.

d) Blandið þurru hlutunum í blautu hráefnin með því að nota sigti. Blandið öllu deiginu saman í kúlu með höndunum.

e) Rífið síðan út smáskammta af deiginu, einn í einu.

f) Skerið súkkulaðistykkin í litla bita. Þrýstið súkkulaðibita ofan í deigið. Lokaðu deiginu.

g) Bakið kökur í 15-18 mínútur.

92. Keto súkkulaði brownies

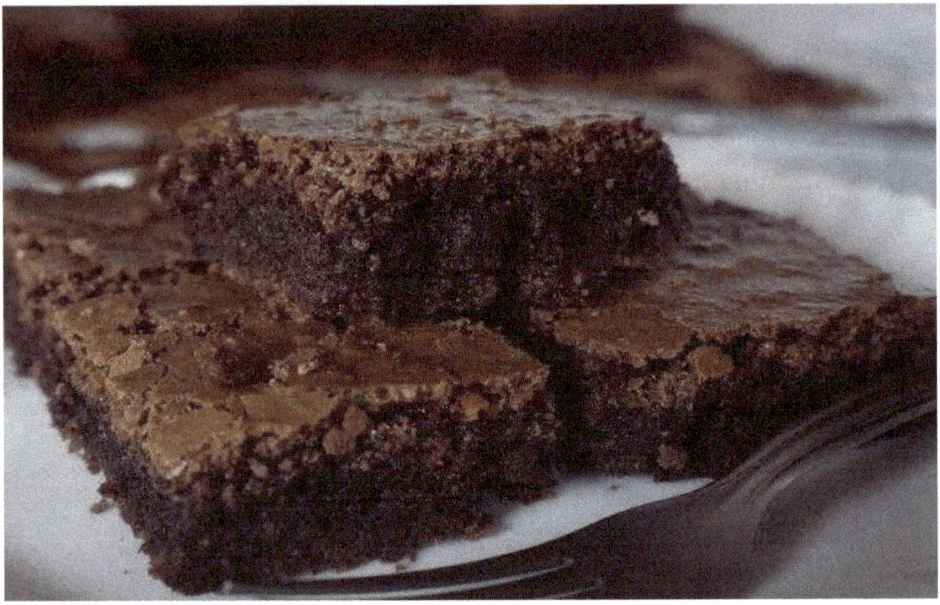

Gerir 8 sneiðar

Hráefni

- 2 bollar möndlumjöl
- 1/2 bolli ósykrað kakóduft
- 1/3 bolli Erythritol
- 1/4 bolli Kókosolía
- 1/4 bolli hlynsíróp
- 2 stór egg
- 1 matskeið Chia fræ
- 2 matskeiðar salt karamella
- 1 tsk lyftiduft
- 1/2 tsk Salt

Leiðbeiningar

a) Forhitið ofninn í 350 gráður Fahrenheit.

b) Á meðan, þeytið saman öll blautu hráefnin: Erythritol, kókosolíu, hlynsíróp, 2 stór egg og saltkaramellu í blöndunarskál.

c) Blandið öllum þurrefnum saman í sérstakri skál: Möndlumjöl, kakóduft, chiafræ , lyftiduft og salt.

d) Sameina bæði hráefnin eins vandlega og hægt er.

e) Hellið deiginu í 11x7 bökunarform og bakið í 20 mínútur.

93. Vegan súkkulaðimús kaka

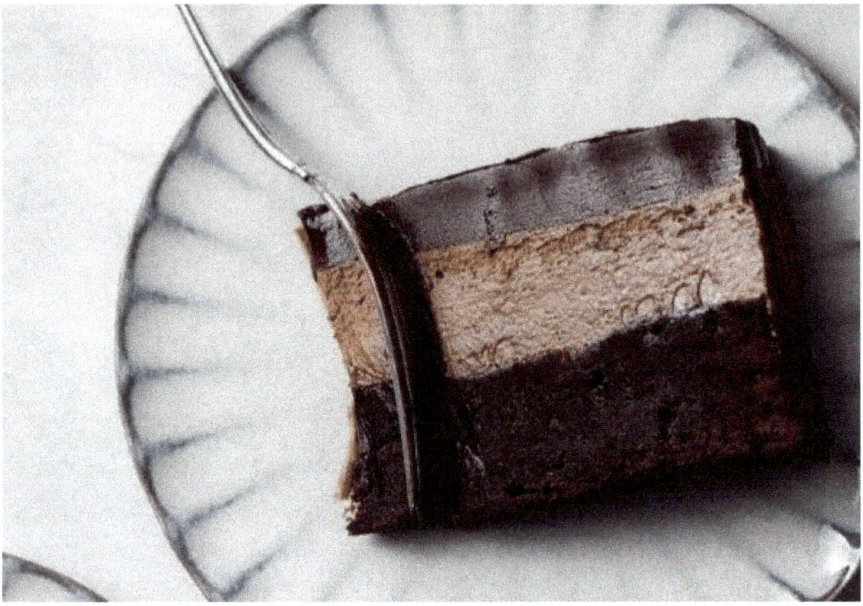

Gerir 6 til 8 skammta

Hráefni

Mousse

- 1 (12 únsur) pakki þétt silkitófú, tæmd
- 1/2 bolli sykur
- 1 tsk hreint vanilluþykkni
- 1 bolli vegan semisweet súkkulaðiflögur, brætt

Kaka

- 1 1/2 bollar alhliða hveiti
- 1 bolli ljós púðursykur
- 1/4 bolli ósykrað kakóduft
- 1 tsk matarsódi
- 1/4 tsk salt
- 1/3 bolli rapsolía
- 1 matskeið eplaedik
- 1 1/2 tsk hreint vanilluþykkni
- 1 bolli kalt vatn
- 2 bollar Vegan súkkulaðiganache , örlítið kæld

Leiðbeiningar

a) Til að búa til músina skaltu blanda tófúinu saman við sykri, vanilluþykkni og súkkulaði þar til það er slétt.

b) Undirbúið kökuna: Blandið saman hveiti, sykri, kakói, matarsóda og salti í stórri blöndunarskál og hrærið þar til það hefur blandast vel saman. Blandið olíu, ediki, vanillu og vatni saman við þar til það hefur blandast vel saman.

c) Skafið deigið í tilbúið form og bakið í 20 mínútur .

d) Skerið kökuna í tvennt lárétt með hnífnum til að búa til tvö lög. Notaðu mousse til að frosta efst á einu laginu. Ljúktu með síðasta kökulagið.

e) Kælið kökuna í kæli til að leyfa að stífna áður en hún er skorin í sneiðar.

94. Graskerbaka með hlynsírópi

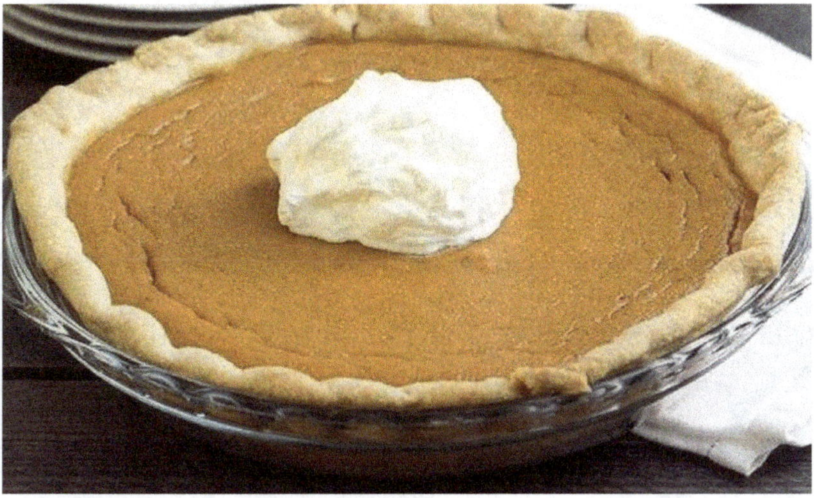

Gerir 8 skammta

Hráefni

- 1 vegan bökubotn
- 1 (16 aura) dós grasker í fastri pakkningu
- 1 (12 únsur) pakki sérstaklega stíft silkitófú, tæmt og þurrkað
- 1 bolli sykur
- 2 tsk malaður kanill
- 1/2 tsk malað pipar
- 1/2 tsk malað engifer
- 1/2 tsk malaður múskat

Leiðbeiningar

a) Blandið graskerinu og tofu saman í matvinnsluvél þar til það er slétt. Bætið við sykri, hlynsírópi, kanil, kryddjurtum, engifer og múskat þar til það er slétt.

b) Forhitið ofninn í 400 gráður Fahrenheit.

c) Fylltu skorpuna með fyllingunni. Bakið í 15 mínútur við 350°F.

95. Svínakjöt og eggjabaka

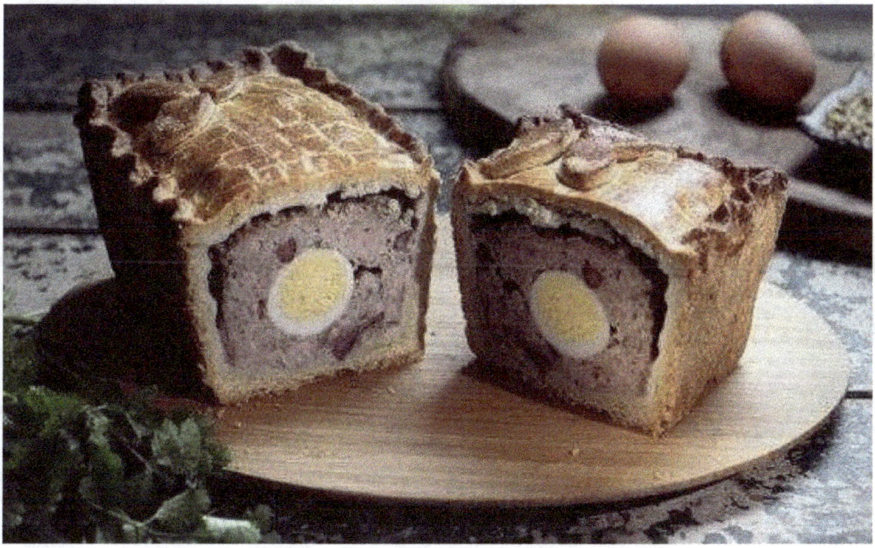

Hráefni

- 1 bolli kókosmjöl
- 2 egg
- 1/2 bolli smjör, skorið í teninga
- 1 matskeið extra virgin ólífuolía
- 1/4 tsk salt
- 1 matskeið af erýtrítóli
- 1 tsk vanilluþykkni

Leiðbeiningar

a) Forhitið ofninn í 400 □F.

b) Blandið ólífuolíu og eggjum saman í matvinnsluvél eða hrærivél. Bætið við vanilluþykkni (valfrjálst).

c) Í annarri skál, þeytið kókosmjölið, saltið og erýtrítólið (valfrjálst) saman þar til það hefur blandast saman.

d) Hellið þurru og blautu blöndunni í matvinnsluvél og bætið smjörinu saman við.

e) Blandið með því að púlsa þar til það lítur út eins og mola.

f) Spreyið tertudisk með matreiðsluúða og hellið mola í tertudisk. Þrýstið með höndum til að mynda deig beint í bökuplötuna.

g) Gerðu göt af handahófi í botninn á skorpunni með því að nota gaffal.

h) Setjið bökunarpappír ofan á bökubotninn og setjið síðan keramikbökunarbaunir ofan á bökunarpappírinn til að þyngja deigið.

i) Setjið í ofninn og bakið skorpuna í 10-12 mínútur.

j) Takið skorpuna úr ofninum og látið kólna.

k) Bættu við fyllingunni þinni. Bakaðu það aukatíma ef fyllingin sem þú hefur valið krefst þess.

HRISTINGAR OG SMOOTHIES

96. Bláberja kókos smoothie

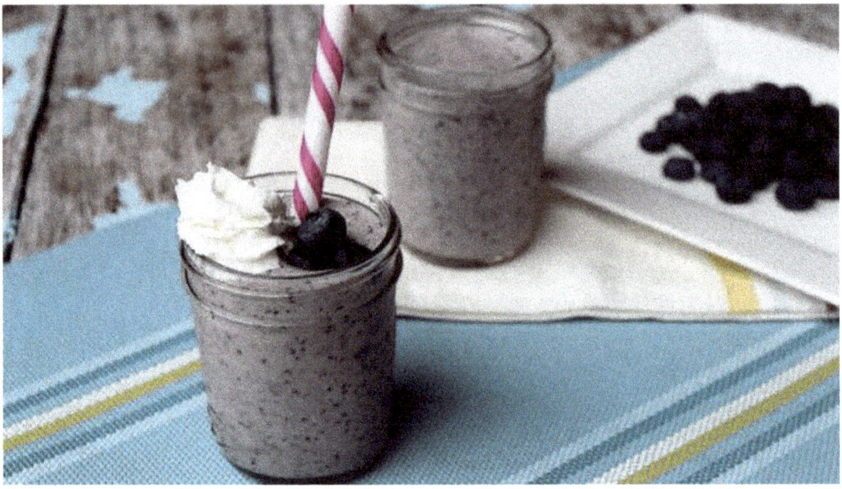

Gerir 2

Hráefni

- 3 matskeiðar gyllt hörfræmjöl
- 1 matskeið Chia fræ
- 2 bollar vanillu ósykrað kókosmjólk
- 10 dropar fljótandi Stevia
- 1/4 bolli bláber

Leiðbeiningar

a) Blandið öllu hráefninu saman í blandara.

b) Blandið síðan saman í 1-2 mínútur, eða þar til öll hráefnin eru alveg sameinuð.

97. Brómber súkkulaðihristingur

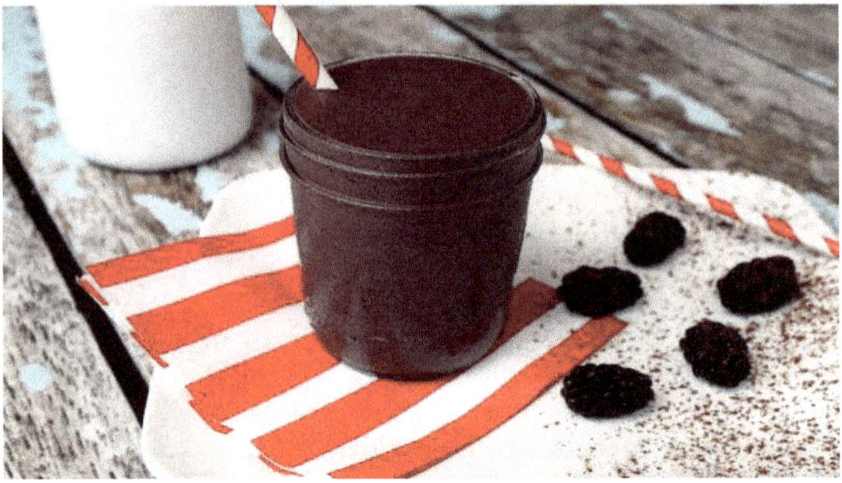

Gerir 1

Hráefni

- 7 ísmolar
- 1 bolli ósykrað kókosmjólk
- 1/4 bolli Brómber
- 2 matskeiðar kakóduft
- 12 dropar Liquid Stevia

Leiðbeiningar

a) Sameina allt hráefni í blandara.

b) Blandið í um það bil 1-2 mínútur, eða þar til allt er rétt blandað.

c) Taktu þér sopa og njóttu!

98. Keto suðrænum smoothie

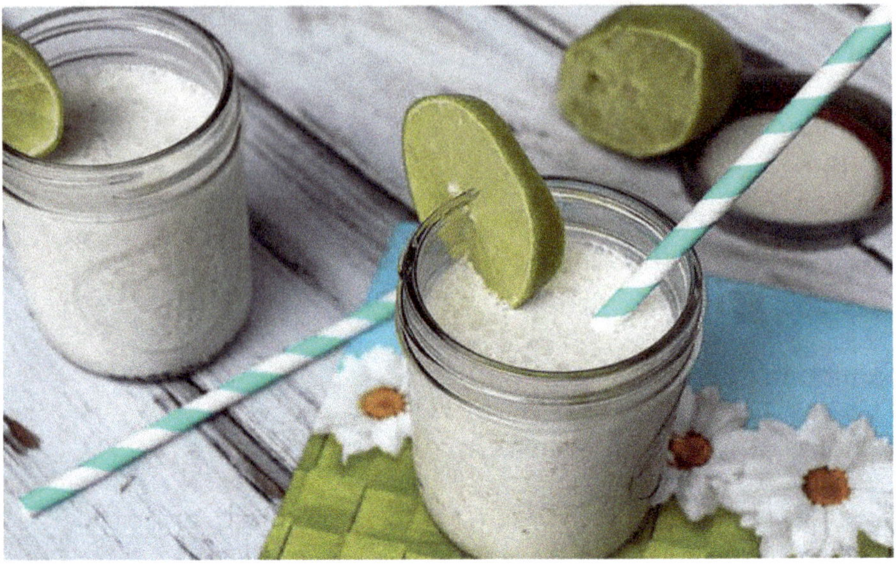

Gerir 1

Hráefni

- Ísmolar
- 3/4 bolli ósykrað kókosmjólk
- 1/4 bolli sýrður rjómi
- 2 matskeiðar gyllt hörfræmjöl
- 20 dropar Liquid Stevia
- 1/2 tsk Mangó þykkni
- 1/4 tsk bláberjaþykkni

Leiðbeiningar

a) Blandið öllu hráefninu saman í blandara .
b) Blandið saman í 1-2 mínútur á miklum hraða, eða þar til þykknið er þykkt.
c) Berið fram úti á heitum degi, slakaðu á og njóttu!

99. Gúrkuspínat smoothie

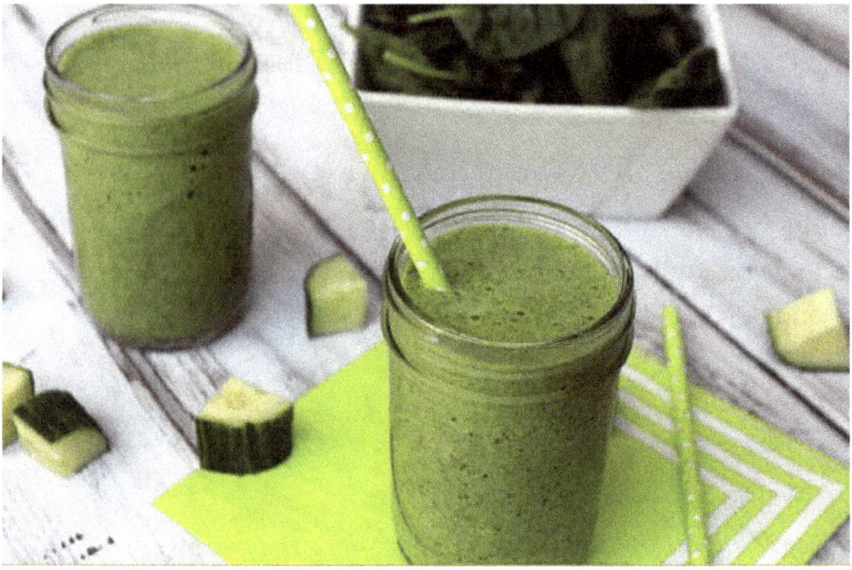

Gerir 1

Hráefni

- 2 handfylli spínat
- 1 bolli agúrka, afhýdd og skorin í teninga
- 7 ísmolar
- 1 bolli Kókosmjólk
- 2 dropar Liquid Stevia

Leiðbeiningar

a) Blandið spínati saman við ísmola, kókosmjólk og stevíu í blandara . Bætið gúrku ofan á.

b) Blandið saman í 1-2 mínútur, eða þar til öll hráefnin hafa blandast vel saman.

c) Hellið í stórt glas og sopið rólega og notið sæta, frískandi bragðsins!

100. Hnetusmjör karamellu mjólkurhristingur

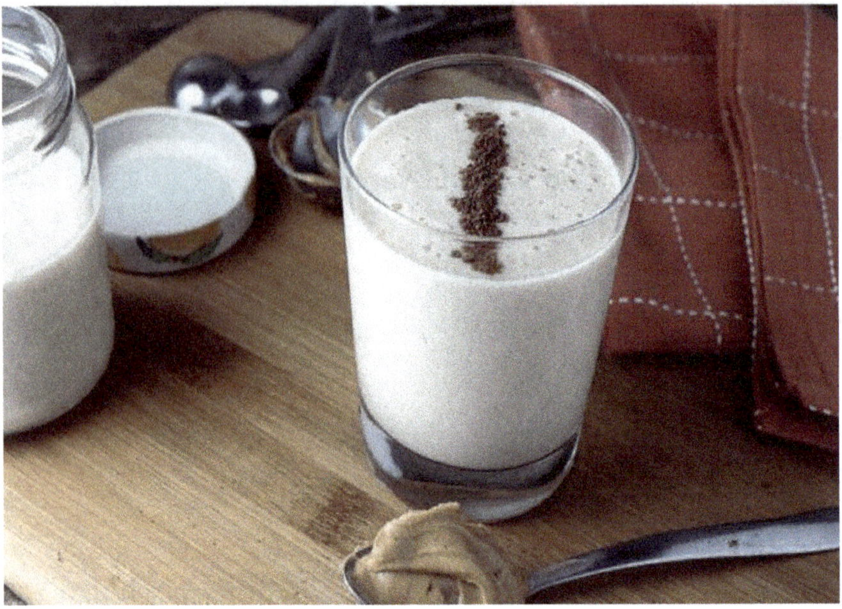

Gerir 1

Hráefni

- Ísmolar
- 1 bolli Kókosmjólk
- 2 matskeiðar hnetusmjör
- 2 matskeiðar salt karamella
- 1 matskeið MCT olía

Leiðbeiningar

a) Setjið ísmola, kókosmjólk, hnetusmjör, saltkaramellu og MCT Oil í blandara og blandað í 1-2 mínútur, eða þar til það nær æskilegri þéttleika.

b) Með fallegri keim af muldum ís sem flæðir í gegnum það ætti það að vera örlítið þykknað.

c) Fylltu glas með því og berðu fram!

NIÐURSTAÐA

Sýnt hefur verið fram á að bæði ketó mataræði og Miðjarðarhafsmataræði bjóða upp á öflugan heilsufarslegan ávinning. Samt, fyrir marga, getur dæmigert ketó mataræði virst of takmarkandi, öfgafullt eða beinlínis skelfilegt.

Þessi ótti tengist áratuga röngum upplýsingum um mögulega (en að mestu afslöppuð) heilsufarsáhættu af rauðu kjöti og mettaðri fitu. Það getur verið erfitt fyrir fólk að sætta sig við að ketóvænar plötur af feitri steik, sem eru væddar í smjör, og lattes fullar af þungum rjóma séu góðar fyrir þá.

Þegar við sameinum ketó og Miðjarðarhaf, er niðurstaðan mataraðferð sem getur verið þægilegri og sjálfbærari en venjulegt ketó mataræði.